Mamma per la Prima Volta

Universo Infanzia

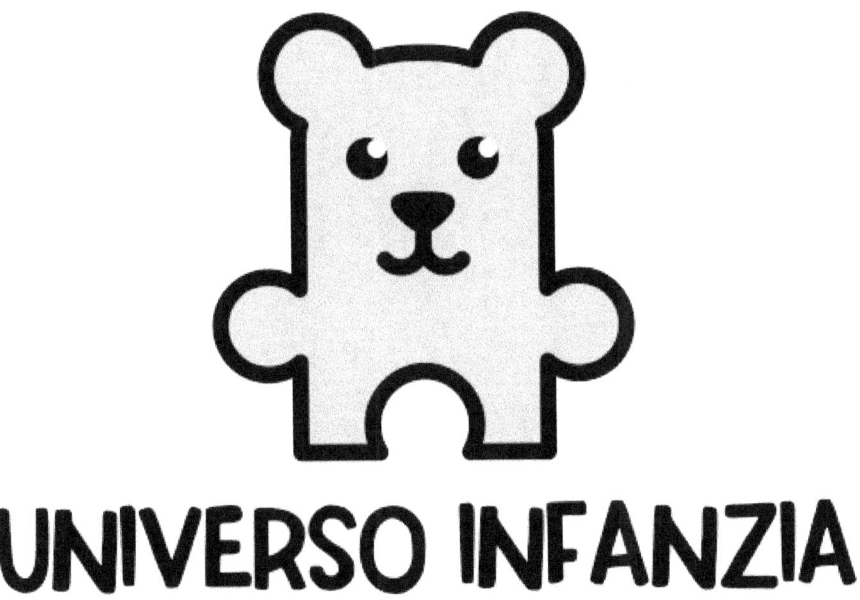

UNIVERSO INFANZIA

Indice

Introduzione

Il libro che stringi tra le mani narra un'avventura straordinaria. Una storia popolata non da elfi e folletti, maghi e supereroi – avrai tutto il tempo di guardare i cartoni animati più amati da tuo figlio dopo i nove mesi di gestazione – ma una vicenda il cui protagonista è un ovocita fecondato: una cellula tanto piccola da essere invisibile a occhio nudo. Con il passare delle settimane, quest'ultima si moltiplicherà in una forma di vita capace di respirare, pensare, nutrirsi, piangere, dormire e, soprattutto, *amare.* Lo so, il miracolo della vita è un'impresa prodigiosa. Nell'oscurità del ventre materno, il bebè che porti in grembo vive in un mondo subacqueo e lavora assiduamente per sviluppare strutture muscolari, ossee e cerebrali sempre più complesse. Ogni cellula – comandata dalle leggi intangibili e millenarie della Natura – si "auto-colloca" al posto giusto, nel momento giusto. Come se non bastasse, i tuoi nove mesi di gravidanza si concluderanno con l'esperienza meravigliosa e sconvolgente del parto: in una manciata di minuti resi indimenticabili da batticuori ed emozioni contrastanti, l'ultimo arrivato in famiglia abbandonerà l'universo intrauterino per passare a quello terrestre. Dal buio, alla luce abbagliante della sala parto; dalla pressoché completa mancanza di stimoli al contatto *pelle a pelle* con la mamma e con il papà. Il libro che stringi tra le mani è, dunque, la *storia della nascita* dal punto di vista del neo-genitore alle prese con le piccole-grandi sfide di una gravidanza. Tra falsi miti da sfatare, spiegazioni scientificamente accurate, risposte e consigli pratici destinati ad allietare l'esperienza di gestazione, il manuale è il primo sforzo tangibile di un progetto editoriale *sui generis*: una guida di facile consultazione, scritta anche per i «*non addetti ai lavori*», che intende accompagnarti *step by step* dalla fecondazione dell'ovulo ad opera dello spermatozoo fino all'allattamento del bebè e alla cura genitoriale nel primo anno di vita.

Curiosa di saperne di più?

Prima di sedermi alla scrivania per scrivere l'introduzione del libro che stringi tra le mani, mi sono interrogata a lungo sui *due* livelli di una gravidanza: il primo – quello dell'evoluzione neonatale – è una prerogativa della ginecologia e della scienza, della ricerca medica e delle analisi di laboratorio; il secondo – relativo alle sfumature emotive di un neo-genitore alle prese col *miracolo della vita* – si colloca sul piano umano, relazionale e familiare. Gli aspetti in questione si intersecano e s'influenzano a vicenda – motivo per cui è importantissimo fornire alla neo-mamma e al neo-papà informazioni accuratamente selezionate sia in merito ai cambiamenti fisici (peso, attività motoria, lavoro, alimentazione e assunzione di farmaci) sia in termini di fecondazione, gestazione, preparazione al travaglio e parto.

Il motivo?

Al giorno d'oggi, la ricerca medica trova risposte alle domande più comuni – le stesse che hanno caratterizzato la mia gravidanza e quella di milioni di donne prima di me. Gli sviluppi della scienza consentono, infatti, di comprendere quali sono i fattori alla base dell'ereditarietà cromosomica, come preservare lo sviluppo dell'intelligenza infantile, perché adottare un'alimentazione consapevole corredata da un'attività sportiva moderata ma costante e – ultimo, ma non per importanza – qual è il ruolo della mamma nello sviluppo psicofisico del bebè. Tuttavia, il progresso della medicina è, a conti fatti, *soltanto* apparente: vittima com'è di una routine quotidiana sempre più frenetica e stressante, il futuro genitore è costantemente immerso in un clima di *radicale incertezza*.

«Ho un ritardo, devo fare il test di gravidanza o prenoto l'esame del sangue in laboratorio? E se chiedessi al farmacista?»

«Quanti test effettuare prima di considerarmi incinta?»

«Sono trascorsi otto mesi e sento dolori altalenanti al basso ventre. La mia amica mi ha detto di usare l'orologio da polso per misurare il ritmo delle contrazioni. Devo fare lo stesso?»

Sono soltanto alcuni dei *thread* pubblicati su forum online di genitori alle prime armi, di mamme iper-protettive e di blog di medicina dedicati al tema della nascita in ogni sua forma. *Non è forse giunto il momento di fare chiarezza?* Quando il primo bambino ha bussato alla porta della mia vita – *o per meglio dire, del mio grembo* - erano trascorsi pochi mesi dal mio matrimonio e non credevo fosse possibile restare incinta... *a tempo di record!* Quel che ho fatto – e che rifarei tutt'oggi – è stato acquistare libri e manuali relativi ai nove mesi di gestazione al fine di reperire informazioni affidabili, complete e consultabili in ogni momento di smarrimento emotivo. Certo, Internet offre un'impagabile finestra sul mondo a costo (quasi) zero. Tuttavia, una cosa è certa: i neo-genitori sono alla ricerca di rassicurazioni a cui aggrapparsi, di una spalla su cui piangere o, più semplicemente, di una guida empatica che sia in grado di sostenerli nel corso dell'emozionante (e disorientante) esperienza che precede la nascita del bimbo. Insomma, come tratterò approfonditamente nei prossimi capitoli, ogni gravidanza è un'avventura *sui generis*; una storia d'amore in cui la mamma e il bebè sono protagonisti *simbiotici e indivisibili*.

Non meno centrale è il ruolo del papà: un personaggio di supporto che, con la sua dolcezza e la sua delicatezza, renderà l'esperienza della neo-mamma piacevole e indimenticabile. Nel corso della lettura ti imbatterai in piccoli box di testo con consigli e suggerimenti rivolti alla figura di supporto della donna gravida – *che sia un padre o un'altra mamma non fa alcuna differenza!* In aggiunta, avrai accesso a un insieme di dati, ricerche e informazioni mediche opportunamente aggiornate e verificate da un team di esperti: dallo screening neonatale agli esami a cui sottoporsi settimana dopo settimana, passando per l'importanza della fecondazione assistita e per la preparazione della neo-mamma all'esperienza del travaglio prima, dell'allattamento poi.

Prima di procedere, mi permetterai di ricondurre la tua attenzione su due aspetti di primaria importanza: **A)** per motivi di struttura e di leggibilità editoriale, mi sono riferita al bebè col termine maschile di «bambino» o «nascituro». Più volte ho avuto la tentazione di scrivere in entrambe le forme, aggiungendo anche quella femminile, ma è evidente che quest'accortezza avrebbe complicato le cose. Mi perdoneranno, dunque, i genitori in attesa di una bellissima principessa: tutte le informazioni contenute nelle pagine seguenti sono ugualmente valide per le bimbe. Inoltre, **B)** al termine del libro troverai una bibliografia dettagliata delle principali fonti impiegate durante la mia esperienza di ricerca. L'obiettivo è quello di trasporre in linguaggio chiaro e comprensibile le pubblicazioni firmate da biologi, studiosi, ricercatori e psicologi in lunghi anni di impegno collettivo. Di conseguenza, le citazioni e le note a piè di pagina sono il mio personalissimo contributo alla causa della ricerca medico-scientifica; mi auguro che il *mio*, il *nostro* tributo sia il punto di partenza da cui aiutarti ad approfondire gli aspetti che reputi più interessanti o pertinenti alla tua esperienza di gestazione.

Voglio concludere la mia breve introduzione con le parole di Banana Yoshimoto, la cui penna ha firmato alcuni tra i più intensi capolavori della letteratura nipponica – tra cui *Kitchen* e *Ricordi di un vicolo cieco*: *"Mettere al mondo un bambino è un'esperienza talmente profonda e misteriosa che da sola riesce a dare alle donne una conoscenza sufficiente della verità"*.

Ti auguro un'ottima permanenza tra le pagine del mio libro.

Buona lettura,
Giada Fiore

Le 5 domande a cui trovare risposta

Come vivere una gravidanza sana e spensierata

In un contesto sociale dominato da fake news, falsi miti e qualche mistificazione di troppo, essere informati (correttamente) è il diritto inalienabile di ogni neo-genitore alle prime armi. Chi tra i miei lettori è alla seconda, alla terza o – perché no? – alla quarta gravidanza, saprà perfettamente quanto la notizia *«sono incinta!»* inneschi una pioggia di consigli, opinioni e rituali da parte di amici, colleghi, parenti e, in alcuni casi, sconosciuti in fila alle poste o alla cassa del supermercato. Richiesto o meno, questo coacervo di informazioni finisce per alimentare i dubbi e le perplessità della mamma o del papà: le leggende metropolitane – spesso del tutto infondate, nonché colorate da un'ingiustificata propensione all'esagerazione e al sensazionalismo - ti accompagneranno settimana dopo settimana, soprattutto quando i vestiti cominceranno a starti stretti e le forme della maternità prenderanno il sopravvento. Affinché tu non ti senta ingiustamente trascinato in questo vortice di dati e di aneddoti inaffidabili, è importante liberarti dalla smania di avere tutto sotto controllo. *Sempre.*

Ti ho già consigliato di affrontare i nove mesi di gestazione con la leggerezza e la spensieratezza di una fiaba (a lieto fine), giusto? Ecco, l'unico strumento di cui disponi per riuscire nell'intento per comprendere le fasi del *miracolo della vita* consiste nell'accettazione dei cambiamenti emotivi e somatici del tuo corpo (o di quello della tua compagna). La nascita e la crescita del bebè, inizialmente delle dimensioni di un fagiolino, raggiunge la forma di un feto maturo mediante uno sviluppo chimico – o forse dovrei dire, alchemico? – che ancora oggi mi lascia sbalordita e profondamente commossa. Il sistema che favorisce la nascita del bimbo si auto-alimenta e si auto-protegge al fine di raggiungere la piena armonia tra l'ospite e l'ambiente intrauterino che lo circonda.

E ancora oggi, quando sfoglio l'album di fotografie della mia prima gravidanza, non posso fare a meno di ricordare i dubbi amletici e un po' cervellotici che mi hanno tolto il sonno nei primissimi mesi di gestazione. Qui di seguito, dunque, voglio entrare nel vivo del manuale che stringi tra le mani con un elenco delle cinque domande molto spesso digitate sui motori di ricerca.

#1 - *«Il ciclo è in ritardo. Sono incinta?»*

Che le mestruazioni tardino ad arrivare di un giorno o di una settimana non fa alcuna differenza. L'inizio di una gravidanza è un punto interrogativo, un'esperienza enigmatica e complessa. Perfino le coppie che hanno calcolato con metodo e disciplina i «giorni sì» della futura mamma – quelli, cioè, in cui aumentano le chance di fecondare l'ovocita femminile mediante gli spermatozoi del partner – non possono essere del tutto certe dell'avvenuto concepimento. Prima di festeggiare l'inizio di una gravidanza ci vogliono, in altri termini, i *"fatti"*. Sebbene il primo segnale di gestazione sia l'assenza del mestruo, ogni giorno di ritardo incrementa in modo esponenziale le possibilità che la donna sia incinta. In linea generale, in mancanza di patologie ormonali a carico del ciclo mestruale, le probabilità si trasformano in certezza <u>dopo circa sette giorni di attesa</u>. Da un punto di vista biologico, l'embrione ha già superato indenne tre settimane di gravidanza e si approssima a spegnere la candelina del primo *comple-mese.* Tuttavia, soltanto il test di gravidanza è in grado di trovare risposta alle domande che ti frullano per la testa. La futura mamma dispone di una vasta gamma di modelli – *con o senza display* – acquistabili in farmacia e nei supermercati più forniti.

#2 - *«Quali e quanti tipi di test di gravidanza esistono in commercio? Qual è il modello più affidabile?»*

I test fai da te comunemente reperibili in commercio possono essere svolti a casa, in un clima di assoluta privacy e rilassatezza. Il loro sistema di funzionamento è intuitivo: si basano sulla circolazione (nelle urine e nel sangue) di un ormone *(beta-HCG)* innescato dalla presenza di un embrione in formazione. Il meccanismo ormonale in questione è indispensabile per la produzione di *progesterone,* a propria volta responsabile del corretto impianto dell'ovocita e della corretta progressione dell'esperienza genitoriale. Da un punto di vista fisiologico, i livelli di *beta-HCG* aumentano drasticamente nei primi tre mesi di gestazione, fino a raddoppiare ogni tre giorni nelle prime sei settimane. Dopo aver raggiunto il picco in concomitanza all'ottava-dodicesima settimana di gravidanza, decrescono progressivamente fino a scomparire del tutto a seguito del parto. Il vantaggio delle *beta-HCG* risiede nella loro semplicità di rilevamento: messe in circolo nel sangue ed espulse nelle urine, sono dosabili sia con un comune test di gravidanza stick sia con un prelievo del sangue prescritto dal medico generico e convalidato da un laboratorio accreditato nella tua zona.

Nel dettaglio, le tipologie di test di gravidanza sono le seguenti:
- **I test di gravidanza domestici, fai da te**: il consiglio degli esperti consiste nell'effettuare il test dopo il primo giorno di ritardo del ciclo per le donne con mestruazioni regolari... *come un orologio*

svizzero! Nell'eventualità in cui volessi aumentare le chance di ottenere un risultato accurato, attendi quattro-cinque giorni dal ritardo. Il motivo è da rintracciare nell'accuratezza dei modelli attualmente disponibili in commercio. Gli stick sono affidabili, ma non per questo infallibili. La qualità del test dipende, infatti, dalla sensibilità espressa in miU/mL[1]. Il consiglio è di affidarsi a un modello dotato di opportuno display che rileverà la data approssimativa di concepimento (1-2 settimane, 2-3 settimane o 3+ settimane dal momento in cui l'ovulo è stato fecondato dallo spermatozoo del partner). La buona notizia? *I falsi positivi sono molto, molto rari!* Un risultato positivo implica **A)** che sei finalmente incinta oppure **B)** che ti sei recentemente sottoposta a cure per la stimolazione della fertilità, alterando così il rilevamento dell'ormone beta-HCG – anche conosciuto col nome di *gonadotropina corionica*.

- **La visita ginecologica**: il controllo dello specialista è un ottimo punto di partenza da cui fugare ogni tuo dubbio. Il ginecologo valuta il cambiamento della vagina, il colore della cervice e l'ingrossamento dell'utero per confermare (o meno) l'avvenuta fecondazione. Tuttavia, data l'attuale precisione delle analisi delle urine e del sangue, la visita in questione non è obbligatoria. A mio avviso, resta importante per intraprendere un percorso di regolare *assistenza prenatale*, fin dalle primissime fasi della gestazione.

---

1. In linea generale, la sensibilità del test di gravidanza oscilla tra i 10 mlU/mL (il più sensibile) e i 40 mlU/mL (il meso sensibile). Tuttavia, indipendentemente dalla tipologia di stick che hai acquistato in farmacia o al supermercato, ricorda che le possibilità di un falso negativo sono sempre concrete nell'eventualità di un'analisi prematura.

- **L'esame ematico**: più affidabile e sofisticato della variante *fai da te*, quest'ultimo viene prenotato presso il medico curante e svolto in un qualsiasi laboratorio accreditato della tua zona. In aggiunta, la valutazione del sangue ha il vantaggio di fornire l'esatto livello delle *beta-HCG*, così da monitorare le oscillazioni ormonali nel corso delle settimane. In caso di risultato positivo non avrai dubbi a riguardo: *sei ufficialmente incinta!*

#3 - «*Cosa fare se il primo test è risultato positivo, mentre il secondo negativo? Cosa significa?*»

Il test «non più positivo» rientra nella casistica delle cosiddette *gravidanze «chimiche»*. L'ovulo fecondato dallo spermatozoo del partner non s'impianta nell'utero e, non riuscendo a trasformarsi in un embrione, viene espulso mediante una comune mestruazione. Gli esperti ritengono che le percentuali di gravidanze «chimiche» siano in aumento, sfiorando picchi del 70%. In mancanza di test di gravidanza prematuri, moltissime donne non si rendono nemmeno conto della fecondazione dell'ovocita - tanto i primi sintomi di una gestazione sono lievi e assimilabili a quelli del ciclo mestruale. Approfondiremo quest'argomento nei prossimi capitoli del manuale che stringi tra le mani. In aggiunta, sul piano medico-ginecologico, la gravidanza «chimica» rientra nella categoria delle mestruazioni, non in quella di un aborto spontaneo. Tuttavia, dal punto di vista emotivo, la neo-mamma e il neo-papà potranno vivere istanti di forte sconvolgimento. Il test di gravidanza negativo rappresenta, all'apparenza, il fallimento della preannunciata gestazione. In ogni caso, ricorda che il concepimento potrà ancora avvenire in tempi brevi con la promessa di una gravidanza *"normale"*. Nel caso in cui fossi alla ricerca di sostegno emotivo affidati al tuo partner o, in alternativa, agli sportelli di maternità della tua zona. Psicologi e professionisti della salute saranno lieti di fornirti tutte le informazioni di

cui hai bisogno per affrontare l'esperienza della maternità a cuor leggero…
e con il pancione tondeggiante!

#4 - «*Il mio test di gravidanza è positivo. È possibile calcolare la data esatta in cui partorirò?*»

Inutile negarlo: il calendario è il più fedele alleato di una coppia in dolce attesa. Dopo aver ricevuto la lieta notizia, annota il giorno esatto in cui il test ha dato il primo risultato positivo e mettiti in contatto con il tuo ginecologo di fiducia. Resta da comprendere se e come calcolare il famigerato *giorno X*: la data in cui il piccolo verrà al mondo.

È sufficiente conteggiare nove mesi? Oppure sommare quaranta settimane? O ancora, aggiungere i ventuno giorni che fanno seguito al concepimento dell'ovocita?

Ti consiglio di fare un bel respiro profondo e di prepararti a una breve lezione di matematica. Quella che segue è la suddivisione temporale impiegata dai professionisti della salute che operano nel campo della ginecologia. Si tratta, a ben vedere, di un'organizzazione puramente convenzionale – cioè orientata a stabilire dei punti di riferimento che misurino lo sviluppo e la crescita dell'embrione che porti in grembo. Da un punto di vista formale, la gravidanza della neo-mamma consta di **40 settimane**, nonostante il 70% delle gestazioni si concludano spontaneamente con un parto tra la 39a e la 41a settimana di gravidanza. A proposito, ti ricordo che un bebè nato nella 39a non è considerabile «*prematuro*», così come un figlio nato nella 41a non è affatto «*postmaturo*».

Tuttavia, le «*sorprese numeriche*» non sono di certo finite qui perché le quaranta settimane di gestazione non vengono calcolate a partire dalla data del presunto concepimento dell'ovulo da parte dello spermatozoo maschile, bensì <u>dal primo giorno dell'ultimo ciclo mestruale della mamma</u>. E se ti stai chiedendo – a ragione – perché mai la gravidanza debba cominciare ancor prima che il gamete maschile abbia fecondato quello femminile, il motivo è da rintracciare, ancora una volta, nelle convenzioni mediche.

L'ultima data del ciclo è l'unica reperibile con assoluta certezza e la medicina moderna si basa, per l'appunto, su *certezze*. Ho discusso di queste (e di altre) tematiche con un caro amico di vecchia data, un ginecologo ormai in pensione che ha generosamente condiviso con me la sua esperienza professionale. Egli ha ribadito con fermezza quanto, nonostante le coppie siano certe di poter risalire alla data esatta di fecondazione tenendo traccia dei rapporti sessuali non protetti, in realtà il concepimento dell'ovulo sfugge (quasi) sempre al controllo dei futuri genitori.

Il motivo?

Lo spermatozoo del partner resta in vita per un massimo di 3-5 giorni all'interno del canale vaginale, e un ovocita femminile può essere fecondato entro (e non oltre) le 24 ore seguenti al rapporto completo. Ne deriva che la finestra temporale relativa all'inizio della gravidanza è fin troppo estesa. Proprio per questo motivo, la gestazione della neo-mamma avviene – come detto – sin dal primo giorno dell'ultimo ciclo mestruale.

Beh, ho una buona notizia da darti: nel momento esatto in cui scopri di essere incinta, ti trovi in realtà alla quarta settimana di gravidanza. *Un bel vantaggio, no?*

#5 - *«A chi affidarmi nel corso della gravidanza? Quali sono le differenze tra un ginecologo, un'ostetrica e un medico di base?»*

La scelta dello specialista con il quale collaborare nei nove mesi di gestazione è di fondamentale importanza. Non soltanto gli operatori sanitari ti guideranno *step by step* alla scoperta delle cure prenatali da dispensare al bebè che porti in grembo, ma ti supporteranno anche emotivamente e fisicamente nei momenti di maggior smarrimento. Insomma, il ginecologo, l'ostetrica o il medico di base da te scelto diventerà di diritto il «*terzo membro del team*» insieme alla neo-mamma e al neo-papà. Affidabilità, discrezione e professionalità sono senza dubbio i parametri decisionali più comuni. Tuttavia, in questo paragrafo voglio consigliarti il mio personalissimo metro di giudizio nella speranza che, anche in un momento di confusione, tu possa trovare chi, *con amore*, ti permetterà di dare alla luce il tuo bimbo con serenità.

Il ginecologo, chi è e cosa fa? La figura in questione è in grado di affrontare, in tua compagnia, i contrattempi correlati alla gestazione. Dalla fecondazione al parto, dagli esami prenatali al travaglio: l'ostetrico-ginecologo ha una formazione ad ampio spettro sulle perplessità sanitarie che (forse) dovrai affrontare durante il tuo *viaggio della maternità*. In aggiunta, il ginecologo è in grado di fornirti assistenza di qualità anche al di fuori della gestazione in sé: metodi contraccettivi, pap-test e visite di routine ti permetteranno di prepararti o di affrontare la gravidanza con maggiore serenità. In aggiunta, la figura in oggetto è garanzia nel caso di un percorso pre-genitoriale ad alto rischio. Col termine in questione mi riferisco alla presenza di patologie croniche a carico della mamma che, per motivi variabili, rischiano di complicare la dolce attesa – magari a causa dell'assunzione di farmaci. In ogni caso, moltissime donne si affidano a un ginecologo anche nell'eventualità di una gravidanza "normale". Se hai familiarità con un professionista abilitato che opera nella tua zona, non c'è motivo di metterti alla ricerca di altri specialisti. Affidati a lui, parlargli della tua storia medica *(anamnesi)* e ponigli tutte le domande che ti frullano per la testa: *dalla sua chiarezza dipenderà la tua tranquillità emotiva.*

Il medico di base, chi è e cosa fa? Figura di supporto troppo spesso sottovalutata, il medico di base fornisce ai futuri genitori tutte le informazioni preliminari per preservare la salute prenatale fin dai primissimi mesi di gestazione. Sebbene manchi di una specializzazione in ginecologia o in ostetricia, ciò non significa che il parere di un buon medico di base sia trascurabile o inaffidabile. Tutt'altro. Il mio consiglio è di tenerlo aggiornato sulle tue condizioni di salute (e su quelle dell'embrione che porti in grembo) al fine di avere a tua disposizione un alleato professionale ed empatico a cui rivolgere le tue domande nel caso in cui il ginecologo fosse irreperibile.

L'ostetrica, chi è e cosa fa? Voglio raccontarti un aneddoto: nel corso della mia prima gravidanza, ho vissuto lunghi mesi di dubbi, incertezze e solitudine nel mio appartamento di città. A quel tempo, mio marito trascorreva svariate settimane lontano da casa per motivi di lavoro e io, ancora sconvolta dall'annuncio di una notizia tanto prematura, ero vittima di un umore altalenante: alle volte mi sentivo invasa da un sentimento di felicità e di gratitudine e, ben più spesso, venivo colta da una stanchezza e da una paura paralizzanti. E se non fossi stata una buona madre? Se il bimbo avesse sviluppato patologie invalidanti per via del mio comportamento? Quale alimentazione seguire? Dispositivi tecnologici, sì o no? Quanto e quale sforzo fisico fare nel corso della giornata? Come immagini, la confusione regnava sovrana. In uno scenario di insicurezze via via più angoscianti, parlai con il mio partner della soluzione adatta alle mie esigenze e mi misi in contatto con un'ostetrica. Il professionista in questione offre un supporto non soltanto medico – al *paziente*, - ma anche umano ed emotivo – alla *persona*. Ti dedicherà del tempo per raccontare e comprendere i tuoi bisogni psico-fisici, ti offrirà suggerimenti di prima mano in merito al piano alimentare migliore per il bebè e – ultimo, ma non per importanza – ti guiderà in maniera "*neutrale*" lungo una strada di consapevolezza orientata ai temi del travaglio, del parto e dell'allattamento. L'ostetrica – ci tengo a precisarlo – è la figura di uno specialista dotato di formazione universitaria e di abilitazione ministeriale: opera nei consultori familiari o nelle cliniche private, spesso in compagnia di un medico di base. Nel caso in cui tu fossi in procinto di intraprendere un periodo di gestazione a basso rischio, la scelta della coppia *medico di base + ostetrica* potrebbe fare al caso tuo, soprattutto se non hai familiarità con un ginecologo di fiducia nella tua zona.

Nelle prime settimane di gravidanza, in una fase di *paura mista a eccitazione*, l'informazione è la tua più fedele alleata. Se proprio non puoi farne a meno, limita le ricerche su Google *et similia* a un'oretta al giorno (non di più!) e impara ad affidarti ai professionisti della salute che ti supporteranno nei nove mesi di gestazione. L'esperienza della genitorialità è composta, infatti, da un <u>network di contatti</u>. È errata, per non dire deleteria, l'idea di dover affrontare gli alti e i bassi della maternità da sola: apriti all'incontro con gli altri e scegli chi, con neutralità ed empatia, è realmente in grado di aiutarti.

Il calendario dei controlli

«Quali sono gli esami obbligatori? Quali quelli consigliati?»

Mi scrive una cara amica alla ricerca di risposte chiare e affidabili. Dalla prima ecografia, passando per il test del DNA, il bi-test e quello di Coombs: nelle prossime pagine del libro che stringi tra le mani voglio guidarti *step by step* alla scoperta delle visite prenatali a cui la futura mamma dovrà sottoporsi nei nove mesi di gestazione. Sebbene il calendario ginecologico dipenda in larga parte dall'anamnesi della genitrice, infatti, esistono prestazioni *must-know* che ti permetteranno di seguire lo sviluppo del bebè giorno dopo giorno. Mi piace sempre ricordare che gli esami prenatali sono il <u>primo gesto d'amore</u> che i genitori rivolgono al proprio figlio. Senza perderci in chiacchiere, dunque, passiamo in rassegna gli obblighi e i diritti di una neo-mamma e di un neo-papà.

Secondo il Ministero della Salute: *"le donne in stato di gravidanza hanno diritto a eseguire gratuitamente, senza partecipazione alla spesa (cioè senza pagamento del ticket), alcune prestazioni specialistiche e diagnostiche, utili per tutelare la loro salute e quella del nascituro*"[1].

Queste ultime spaziano dalle visite ginecologiche trimestrali alle analisi del sangue, fino ad arrivare alle ecografie obbligatorie e alle visite necessarie per definire la condizione di salute del bimbo (l'amniocentesi, ad esempio), nel caso in cui la gestazione venga considerata «a rischio» tanto per la madre, quanto per il figlio. Tuttavia, l'ampio range di *check-up completi* a cui può sottoporsi la genitrice rende spesso difficoltoso delineare un percorso di analisi chiaro e accurato. Saranno le indicazioni del tuo medico curante a favorire la prescrizione di cure ormonali e analisi di laboratorio aggiuntive – tutte effettuabili gratuitamente, soprattutto in caso di obbligatorietà. Per usufruire dell'esenzione relativa al pagamento del ticket ospedaliero puoi rivolgerti a una struttura pubblica o, in alternativa, a una clinica convenzionata con i dettami ministeriali.

La prescrizione dell'esame dev'essere effettuata dal ginecologo o dal medico curante – motivo per cui la scelta del professionista più adatto a te è senza dubbio importantissima nelle prime settimane di gravidanza.

In aggiunta a quanto detto, le visite da effettuare possibilmente entro (e non oltre) la 13a settimana di gestazione sono le seguenti:

- Esame del sangue con particolare attenzione all'emocromo (importantissimo per l'analisi dei globuli rossi della mamma), gruppo sanguigno, HIV (virus dell'immunodeficienza acquisita), Rubeo test, Toxotest, Fattore RH, glicemia e test di Coombs. Nell'eventualità in cui quest'ultimo evidenziasse un RH negativo, sarà bene ripeterlo ogni quattro settimane. In alternativa, nel caso in cui il gruppo sanguigno della madre fosse diverso da quello del bimbo, il test di Coombs verrà prescritto nuovamente tra la 34a e la 36a settimana di gestazione.

---

1. Dal Decreto dei Ministri datato 12 gennaio 2017.

- Esame delle urine.

Gli esami compresi tra la 10a e la 23a settimana di gravidanza sono i seguenti:

- Prima ecografia.

- Esame delle urine.

- Visita ginecologica.

- Ecografia morfologica (seconda ecografia).

Gli esami compresi tra la 24a e la 27a settimana di gravidanza sono i seguenti:

- Analisi della glicemia mediante esame ematico.

- Esame delle urine.

Gli esami compresi tra la 28a e la 32a settimana di gestazione sono i seguenti:

- Secondo emocromo con valutazione dei globuli rossi della mamma.

- Esame delle urine.

- Ferritina (non obbligatorio).

- Eventualità della terza ecografia se consigliata dal ginecologo.

Gli esami suggeriti dalla 33a settimana alla data del parto sono, infine, i seguenti:

- Esami ematici relativi a emocromo completo, HCV (anticorpi contro l'epatite C) e HbsAg (relativo alla presenza del virus dell'epatite B).

- Esame delle urine.

- Quarta (e ultima) ecografia.

- Cardiotocografia.

Gli esami del sangue nel dettaglio: test di Coombs, gruppo sanguigno ed emocromo

Gli esami del sangue in gravidanza sono senza dubbio i più fedeli alleati per preservare la tua salute e quella del bebè che porti in grembo. *A cosa servono? Con quale cadenza devono essere ripetuti? Sono utili per scoprire con largo anticipo eventuali malformazioni del feto?* Per rispondere a queste (e a molte altre) domande, ho deciso di aprire delle brevi parentesi informative sui test del sangue più comuni. La guida in questione non è esaustiva, ma intende fornirti una base conoscitiva che potrai arricchire grazie all'aiuto del ginecologo, del medico curante o dell'ostetrica.

Il gruppo sanguigno e il test di Coombs

Indipendentemente dal tuo gruppo sanguigno, è importante sapere se disponi di un RH positivo o negativo. Nel primo caso, ti verrà consigliato di effettuare un test di Coombs nella 28a settimana di gravidanza, nel secondo – con madre RH negativo e padre RH positivo – l'analisi dovrà essere reiterata mensilmente, fino alla fine dei nove mesi di gestazione. *Il motivo?* È importante verificare che l'organismo della genitrice non produca anticorpi ostili alla presenza del feto RH positivo. Questi ultimi potrebbero essere dannosi per il bebè, rallentarne la crescita o, nei casi più gravi, provocare un aborto spontaneo nelle prime settimane di gravidanza (morte fetale). La patologia responsabile di tali rischi prende il nome di *malattia emolitica nel feto o nel neonato* (MEFN): l'organismo della donna attiva una forte risposta immunitaria contro i globuli rossi dell'embrione, considerati estranei – cioè incompatibili con i propri. La conseguenza di tale disfunzione ematica potrebbe comportare un'anemia infantile, motivo per cui il test di Coombs è tra le analisi gratuite (e obbligatorie) di cui servirti per mettere al sicuro te stessa e il tuo futuro figlio.

Analisi della glicemia basale

L'analisi della glicemia basale ha lo scopo di tracciare i livelli di zuccheri presenti nel sangue materno. Misurata fin dal primo trimestre di gravidanza, continua a essere importantissima anche tra la 24a e la 28a settimana di gestazione. Nel caso in cui i valori della neo-mamma risultassero nella norma, sarà il ginecologo a stabilire *quando* e *perché* ripetere il test. Nella stragrande maggioranza dei casi, la valutazione avviene in concomitanza all'aumento di peso della donna in dolce attesa e allo sviluppo fetale (centimetri e chilogrammi del bebè).

Toxotest (o Rubeo test)

Tra gli esami ematici obbligatori spicca la voce del Toxotest *(o Rubeo test)*, il cui obiettivo consiste nel controllo precoce della Toxoplasmosi durante i nove mesi di gestazione. Quest'ultima è un'infezione il cui ciclo di riproduzione e trasmissione avviene in gatti e felini selvatici. L'analisi permette di rinvenire tracce di *Toxoplasma gondii* nel sangue della futura mamma mediante la valutazione di IgG e IgM (le immunoglobuline di tipologia G). Il test viene solitamente effettuato durante il primo trimestre di gestazione: nel caso in cui la genitrice avesse già sviluppato una risposta immunitaria, non sarà necessario ripetere l'analisi. In alternativa, nell'eventualità di un *Toxo negativo*, l'esame ematico verrà reiterato con cadenza di quattro-sei settimane fino al termine della gravidanza.

Emocromo

L'analisi dell'emocromo sanguigno permette di valutare la concentrazione di globuli rossi nel sangue della neo-mamma al fine di diagnosticare l'insorgenza di un'eventuale anemia. Obbligatorio nel primo trimestre di gestazione, il test è prescritto nuovamente in prossimità della data del parto. Da un punto di vista diagnostico, i medici si concentreranno in particolar modo sull'emoglobina della donna in dolce attesa. Quest'ultima è la componente che, all'interno dei globuli rossi, è responsabile di ossigenare i tessuti dell'organismo. Rilevante è anche il valore delle piastrine ematiche che possono evidenziare eventuali disturbi di coagulazione. L'analisi viene effettuata gratuitamente previa prescrizione medico-ginecologica.

Analisi per l'Epatite B e C

Concludiamo con l'esame infettivologico che sicuramente verrà nominato più e più volte dal tuo medico curante, soprattutto durante il primo trimestre. Il test per l'Epatite B e C si somma al test per l'HIV e la sifilide allo scopo di tratteggiare l'identikit immunologico della mamma e del bimbo che porta in grembo. Ambo gli esami sono a carico del Sistema Sanitario Nazionale (SSN).

Gli esami in pratica – Guida step by step per affrontare lo screening e le ecografie a cuor leggero

Cara mamma, mi rivolgo direttamente a te: quante volte ti sei imbattuta in amiche e colleghe che hanno tentato di prepararti emotivamente al «*grande giorno*» della prima ecografia? L'analisi in questione è senza dubbio la tecnica medica (non invasiva) più diffusa per esaminare la condizione di salute del feto. L'apparecchio impiegato dagli operatori sanitari produce un sottile fascio di ultrasuoni non percepibile a occhio nudo. Il funzionamento di un'ecografia non è poi così dissimile dai segnali che emette un pipistrello per svolazzare indisturbato nella notte, tenendosi alla larga da predatori e ostacoli! Il principio di un'eco è, infatti, estremamente intuitivo: immagina di ritrovarti in una valle deserta immersa in una nebbia *fitta fitta*. Ebbene, emettendo un grido, grazie all'eco che ne consegue, potresti delineare i contorni e le dimensioni dello spazio in cui ti trovi, orientandoti nell'oscurità. Allo stesso modo, gli ultrasuoni di un'ecografia tratteggiano la conformazione del bebè e permettono di valutare se la forma del corpicino è del tutto regolare. In aggiunta, l'apparecchiatura sanitaria è in grado di fornire informazioni ulteriori: gli ultrasuoni emessi dall'apparecchio sono del tutto innocui per il bambino in fase di sviluppo. Per questo motivo, sono tanto potenti da penetrare non soltanto la cute della neo-mamma, ma anche la pelle dell'embrione, fornendo una fotografia istantanea degli organi interni. Mentre sei stesa sul lettino del tuo ginecologo di fiducia, col cuore che batte all'impazzata, il medico valuta se i polmoni del bebè si formano correttamente, se il muscolo cardiaco batte a velocità regolare e se il tubo neurale si è chiuso in modo corretto.

Da un punto di vista pratico, l'esame in questione è consigliato a cavallo tra la 19a e la 22a settimana di gestazione. Se effettuata in maniera prematura, infatti, l'ecografia rischia di restituire un'immagine parziale della condizione fetale. La visita ha una durata approssimativa di 15-20 minuti e ha un'accuratezza del 65%. In altri termini, il valore di un'ecografia prenatale risiede nella facoltà di trattare in anticipo <u>eventuali malformazioni fetali</u>, così da garantire al bimbo più elevate chance di benessere. Nel caso in cui il tuo ginecologo di fiducia fosse provvisto di apparecchiature estremamente all'avanguardia, la percentuale di accuratezza potrebbe raggiungere picchi dell'80-85%. Ti ricordo che l'analisi in questione non richiede nessuna preparazione; alcuni medici potrebbero chiederti di presentarti a vescica piena per avere una maggiore aderenza, ma la mia indicazione non intende fornire un'imposizione comportamentale. Chiedi consiglio all'operatore incaricato dell'ecografia e basati esclusivamente sui suoi consigli. Una cosa è certa: la neo-mamma è liberissima di consumare un pasto abbondante o uno snack veloce prima della visita. *Non è necessario presentarsi a stomaco vuoto!*

In aggiunta, nell'ambito della diagnosi prenatale, è consigliabile seguire a menadito il calendario delle visite non invasive (*test di screening infantile*). Dal momento che ogni gestazione rappresenta una storia a sé, e le complicazioni materne cambiano da una donna all'altra, è molto importante prevenire eventuali patologie in fase prematura, quando ancora i sintomi sono del tutto impercettibili. Uno stato di malessere generale, una perdita vaginale abbondante, un senso di nausea particolarmente intenso e una contrazione ritmica del ventre potrebbero rientrare nella ricca categoria dei cosiddetti *"falsi allarmi"*, ma in questi casi è meglio abbondare di prudenza e sollevare immediatamente la cornetta telefonica per mettersi in contatto con il proprio specialista.

Di conseguenza, mi permetterai di dilungarmi in una breve avvertenza prima di procedere: le informazioni riguardanti lo screening prenatale che ho raccolto grazie al prezioso aiuto dei professionisti a me vicini sono *eventualità, casistiche generali*.

Insomma, ricordi il manuale di guida su cui hai studiato per prendere la patente? L'aspirante neo-patentato *deve* conoscere a menadito tutti i rischi che *potrebbero* capitare in strada, anche quelli apparentemente più improbabili. Tuttavia, a distanza di anni, nessuno di noi sale in auto al mattino con l'idea di subire un incidente o di ritrovarsi con la macchina in panne nel bel mezzo di una rotatoria. Soprattutto se si rispettano le regole della strada con la massima *prudenza*. Allo stesso modo, le informazioni contenute nelle prossime pagine sono una forma di **prevenzione**: soltanto 3 bambini su 100 nascono con malformazioni genetiche – e la lista delle possibili patologie è pressoché infinita, nonché in costante incremento. Tuttavia, conoscere le pratiche di screening fetale ti renderà una ~~neo-patentata~~ *ops*, una *neo-mamma* più accorta e responsabile: nel caso in cui dovessi affrontare un'anomalia fetale, avrai a tua disposizione una guida di facile consultazione con cui integrare le informazioni reperite da medici e ginecologi.

Ciò ribadito, devi sapere che gli esami di screening rientrano nella categoria dei **test non invasivi**. Questi ultimi non forniscono risposte certe, ma offrono indicazioni (in punti percentuale) riguardanti le tendenze cromosomiche del neonato. Due sono quelli di cui sentirai parlare maggiormente: il **Bitest** e il **test di translucenza nucale**.

Il Bitest – anche conosciuto come *Duotest* – si effettua mediante prelievo di sangue materno al fine di tracciare due sostanze (le beta HCG e le PAPP-A). I valori in questione potrebbero presentarsi in grado elevato nel caso in cui l'embrione fosse colpito dalla **trisomia 21** (Sindrome di Down). La valutazione ha un'efficacia del 70% circa. L'analisi è inoltre coperta dal Sistema Sanitario Nazionale (SNN) durante il primo trimestre di gestazione.

Il test di translucenza nucale consiste invece nella misurazione della zona posteriore al collo del bebè – la nuca, per l'appunto. Effettuata attraverso l'ecografia di routine tra l'11a e la 13a settimana di gravidanza, l'analisi ha anch'essa la possibilità di rinvenire gli embrioni con anomalia (la Sindrome di Down *in primis*, dal momento che la zona nucale degli bebè colpiti dalla trisomia 21 è più spessa di quella dei bimbi in salute). L'affidabilità del test di translucenza nucale sfiora picchi dell'85% nel caso in cui venga effettuato da ecografisti esperti. La possibilità d'incorrere in un falso positivo è inoltre ridotta al 5% - eventualità, cioè, in cui lo spessore nucale del neonato è anomalo, ma il corredo cromosomico non presenta alcuna anomalia.

Prima di lasciarti al prossimo capitolo, voglio aprire una breve parentesi informativa sullo screening neonatale non invasivo basato sulla **valutazione del DNA** *(NIPT – Non Invasive Prenatale Testing)*. Quest'ultimo preleva dal sangue materno il DNA fetale – e le cellule ad esso corrispondenti – provenienti dalla placenta. Il risultato della valutazione in oggetto permette di stabilire con elevate percentuali di affidabilità se il bebè sia affetto (o meno) da patologie cromosomiche, analizzando il materiale fetale *per via diretta*. Personalmente, ti suggerisco di chiedere maggiori informazioni al tuo medico-ginecologo curante a partire dalla 10a settimana di gestazione. Tuttavia, ricorda che il NIPT non è erogato gratuitamente dal Sistema Sanitario Nazionale (SNN).

Capitolo Bonus #1 – L'importanza del corso preparto

Cara lettrice, nel capitolo precedente mi sono dilungata sul tema della *prevenzione*. Nella nutrita lista di accorgimenti che può essere seguita con scrupolosità da ambo i genitori, il **corso di maternità** – anche conosciuto come *corso preparto* – è l'esperienza familiare che intende promuovere la salute della coppia e del nascituro in un clima di chiarezza, assistenza e supporto mentale. I ricercatori sono infatti concordi nell'affermare che la frequentazione degli incontri sia in grado di ridurre eventi negativi e situazioni critiche che inevitabilmente potresti fronteggiare durante lo straordinario viaggio della maternità che ti stai godendo in compagnia del tuo partner. Queste poche pagine di approfondimento intendono guidarti *step by step* nella scelta del corso preparto più adatto alle tue esigenze e soprattutto... *ai tuoi impegni di super-mamma indaffarata!*

In primo luogo, se non sei al corrente degli incontri in partenza, rivolgiti al tuo ginecologo. Oltre a monitorare, consigliare, seguire e verificare il buon decorso della gravidanza, il medico curante ha anche il compito di dissipare i timori dei genitori, fornire informazioni attendibili e creare un network di contatti sanitari professionali e sempre disponibili. Il delicatissimo compito in questione è spesso coadiuvato dai corsi di maternità. In compagnia del tuo partner, apprenderai consigli alimentari e organizzativi, ti verranno insegnate tecniche di respirazione per affrontare correttamente il momento del travaglio, senza andare in affanno, e comprenderai come dare sollievo ai segnali d'insofferenza emessi dal tuo organismo settimana dopo settimana. In aggiunta, non mancheranno medici e professionisti della salute che interverranno nel corso della discussione, e i neo-genitori avranno anche la possibilità di visitare l'ospedale e le aree dedicate al parto. L'opportunità in questione ha l'importantissimo obiettivo di rendere familiare tutto ciò che la donna troverà attorno a sé al momento del travaglio.

Di conseguenza, la regola aurea da tenere a mente nella scelta del corso preparto è senza dubbio quella della *prossimità*. Meglio seguire i corsi della struttura sanitaria in cui si ha intenzione di partorire, magari perché il ginecologo ha speso parole lusinghiere sulle tecniche a supporto della mamma e del bebè in una data clinica/sede ospedaliera. Come se non bastasse, *l'Organizzazione Mondiale della Sanità* (OMS) raccomanda i corsi di maternità per motivi che potremmo definire *sentimentali*. La donna che conosce l'avventura del travaglio e del parto – e quali tecniche usare per lenire il dolore e la tensione – affronterà una delle esperienze più sconvolgenti della propria vita con la giusta stabilità emotiva. Gli *"incontri di accompagnamento alla nascita"* – questo il loro nome ufficiale – non hanno nulla a che vedere, dunque, con un insieme di informazioni facilmente reperibili in rete o sui manuali di gestazione; i corsi sono percorsi formativi *attivi*, cioè preziosissimi momenti di *confronto* e di *conforto* in cui la neo-mamma apprende verità di primaria importanza sulla propria salute e su quella del bimbo che porta in grembo. *Non sottovalutarli!*

E se credi che i corsi preparto siano prerogativa soltanto delle donne in dolce attesa, ti sbagli di grosso. È stato infatti dimostrato quanto i partner *"educati"* dai professionisti della salute siano in grado di fornire aiuti pertinenti dopo il rientro in casa. Il papà (o la seconda mamma) che conosce la fisiologia del bebè, ne comprende il linguaggio somatico, è in grado di elargire le cure primarie per permettere alla neo-mamma di riposare ed è in grado di sostenere emotivamente la propria compagna. La vicinanza di un partner reattivo è di fondamentale importanza. Non bisogna affatto sottovalutare le conseguenze delle montagne russe ormonali che, nella donna, sono responsabili del fenomeno **baby blues**. La cosiddetta *"tristezza (o depressione) post partum"* dovrebbe essere contenuta e sfogata più rapidamente grazie al sostegno di un compagno comprensivo, ovvero di un neo-papà che sia in possesso degli strumenti necessari per riconoscere la sofferenza della compagna e chiedere aiuto in modo reattivo.

La domanda sorge, dunque, spontanea: quando iscriversi agli incontri di formazione tenuti dall'ospedale locale più vicino a te? Il mio primo corso preparto – seguito durante il **secondo trimestre di gravidanza** – mi ha permesso di trovare soluzioni concrete ai piccoli-grandi malesseri somatici innescati dall'ingrossamento del ventre e dal cambiamento del lifestyle materno. Di conseguenza, ti suggerisco di metterti in contatto con i servizi pubblici regionali intorno alla 20a settimana di gestazione per non farti trovare impreparata. *Ricorda di portare il tuo compagno o la tua compagna con te!*

Lo stile di vita in gravidanza

Tra impegni di lavoro, piatti prelibati e allenamenti a bassa intensità

Io, professionista e moglie *full-time*, fui la prima del mio gruppo di amiche a restare incinta. Ci sarebbero mille sensazioni e mille sfumature emozionali da condividere con te – il timore di non essere all'altezza, il rapido cambiamento della forma fisica e il senso di spaesamento quando i vestiti indossati un tempo iniziano a stare stretti, - ma in questo capitolo voglio concentrarmi su un aspetto che, a mio avviso, viene erroneamente sottovalutato: **lo stile di vita in gravidanza** (e le paure che ne conseguono). Sì, perché nella mente di una donna in dolce attesa affiorano quesiti e dubbi esistenziali via via più opprimenti. *Doccia calda, sì o no? Le amiche in visita possono fumare una sigaretta in casa o in balcone? E quali prodotti usare per la cura della casa e per l'igiene personale? L'attività fisica moderata rischia di danneggiare il bebè? E cosa dire della vacanza europea da tempo pianificata? È il caso di rinunciare o si può comunque volare in aereo?*

In altri termini, i cambiamenti ormonali innescano anche un ciclo di (lecite) perplessità che mirano a preservare la salute del piccolo *fagiolino* che si custodisce in grembo. Al di là dei simpatici aneddoti che potrei raccontarti davanti a una buona tazza di caffè caldo – *rigorosamente decaffeinato, eh*

– ciò che ha davvero importanza è la preparazione della neo-mamma alle prese con le piccole-grandi paure della vita quotidiana. Di conseguenza, le pagine che seguono sono strutturate a mo' di *vocabolario*: ogni domanda relativa al *lifestyle in dolce attesa* trova risposta in maniera sintetica, ma il più possibile esaustiva.

Il motivo che mi ha indotto ad adottare l'impianto editoriale in questione mi è stata fornita dalle ricerche promosse da *MaaM Maternity as a Master* – una tra le più note organizzazioni volontarie globali (no profit) – che, sulla base di dati statistici, ha dimostrato quanto le neo-mamme millennial (e non solo) trasformino l'esperienza della maternità in un'occasione per sviluppare e rafforzare una vasta gamma di *competenze (soft skill)* basate sull'educazione, il benessere e la cura del corpo. La ricerca, condotta su duemila donne appartenenti a fasce d'età ed estrazioni sociali diverse, ha infatti messo in luce quanto il viaggio genitoriale rappresenti **A)** una palestra per allenare il senso di *responsabilità*, reperendo informazioni attendibili nel *mare magnum* di fake news che circolano in rete, **B)** un'opportunità di migliorare la propria *leadership naturale*, dal momento che la gestione di sé e dell'altro (il bebè, in questo caso) aumenta anche il self-control e la sicurezza che si nutre nelle proprie capacità. Inoltre, **C)** la gestazione è il pretesto per tornare a imparare le basi dell'alimentazione, dell'attività fisica e della *cura dell'equilibrio corpo-mente*. Infine, **D)** la donna in dolce attesa ha il vantaggio di potersi finalmente liberare del tran-tran quotidiano per *guardare dentro di sé*, allontanare la mania di controllo e rimettere in discussione la propria vita.

Per riuscire nell'intento è necessario innanzitutto agire sulla routine e su quell'insieme di abitudini (spesso negative) che le neo-mamme reiterano da settimane, mesi e anni.

Di conseguenza, iniziano subito a fare le *"pulizie di primavera"* delle *bad habits* che danneggiano tanto la tua esperienza di maternità, quanto la salute del bebè che porti in grembo.

Esercizio sì, esercizio no!

Indipendentemente dalle news che circolano in rete o nel tuo gruppo di amiche, ricorda che il corpo di una donna in dolce attesa è in costante cambiamento. Col passare delle settimane, tutte le attività della quotidianità si trasformeranno in muri spesso insormontabili. Sollevare oggetti da terra, trasportare le buste della spesa, alzarsi dal letto e collocare i piatti sul ripiano più alto della cucina diventerà sempre meno piacevole. Il consiglio dei professionisti è quello di <u>procedere per gradi</u>: non opporti alle progressive difficoltà che incontri nel corso della giornata, ma asseconda le richieste del tuo organismo. *Dopotutto, immagina di muoverti ventiquattr'ore su ventiquattro con un pesante marsupio legato in vita!* È di fondamentale importanza non sforzarti in maniera eccessiva, non svolgere attività che rischiano di provocare cadute o urti all'altezza del ventre e chiamare sempre qualcuno nel momento in cui senti il bisogno di ricevere aiuto. *Mia cara,* ciò non significa però passare da una poltrona all'altra con la stessa attitudine psicofisica di un bradipo in letargo! La neo-mamma ha il compito – o per meglio dire, l'obbligo – di fortificare il proprio corpo al fine di sostenere anche il peso dell'embrione che evolve dentro di sé. Per tonificare i muscoli non devi obbligatoriamente iscriverti in una palestra super-accessoriata. Durante il primo trimestre di gravidanza, ricordo di aver acquistato un semplicissimo tapis roulant magnetico per camminare in casa anche nel corso delle piovigginose giornate invernali. Nel caso in cui le mattine fossero soleggiate e non troppo afose, passeggia per una mezz'oretta – magari mentre porti a spasso il tuo piccolo amico a quattro zampe. Come tutte le attività fisiche, anche quella svolta in gravidanza dovrebbe essere reiterata con **continuità**. Trova un pretesto per svolgere sport moderato e *legger(issim)o* almeno un giorno sì e un giorno no. Gli esperti sono concordi nell'affermare che qualsiasi movimento fisico sia salutare, purché non risulti brusco e aggressivo. Evita dunque gli sport dinamici in cui rischi di essere colpita da palloni o attrezzi ginnici, no alle attività *extreme* e occhio agli scatti improvvisi o ad eventuali scontri corpo a corpo con avversari (anche se si gioca tra amici): pallavolo, calcio, basket, equitazione e sci sono da eliminare immediatamente.

Il sesso in gravidanza.

Tra le domande più googlate in rete, probabilmente per imbarazzo e senso del pudore, spicca senza alcun dubbio la gettonatissima: *«posso intrattenere rapporti col mio partner in gravidanza?»*. La risposta è affermativa, ma con un occhio di riguardo alla dolcezza del rapporto. La paura delle neo-mamme è infatti quella di danneggiare il feto. Quest'ultimo è in realtà ben isolato all'interno delle pareti uterine e del liquido amniotico, e non riceverà nessuna percezione dell'attività fisica svolta dalla genitrice durante l'atto.

È anche vero che il *collo dell'utero* può essere stimolato da un'attività sessuale intensa, dal momento che si trova al termine della vagina. Tuttavia, se l'esperienza sessuale della coppia avviene dolcemente non si corre pericolo: il collo dell'utero è infatti costituito da un *tappo mucoso* – il quale <u>non</u> può essere superato dagli spermatozoi del tuo compagno – e ha una conformazione molto robusta. Anche nel caso in cui la donna raggiungesse uno o più orgasmi vaginali o clitoridei, non si corre il rischio di generare nascite premature o danni al feto (e al sacco amniotico in cui è isolato dal mondo esterno). Come nella stragrande maggioranza dei casi, la coppia deve semplicemente servirsi del buon senso per vivere esperienze sessuali appaganti durante i nove mesi di gestazione: il partner non dovrebbe quindi appoggiarsi sul pancione della compagna, oppure cercare posizioni che schiaccino eccessivamente il ventre – provocando anche nausea e malessere alla futura genitrice.

<u>Attenzione</u>: nel caso in cui il ginecologo e il medico di base avessero evidenziato un collo dell'utero già dilatato, potrebbe essere necessario moderare (o addirittura eliminare) i rapporti sessuali durante tutto il corso della gravidanza. Nel caso in cui, dopo un rapporto con penetrazione, assistessi a perdite di sangue o di liquidi vaginali, mettiti prontamente in contatto col

medico o con l'ospedale (Pronto Soccorso) più vicino a te. Per proteggere il bebè da eventuali infezioni, è inoltre consigliabile evitare rapporti non protetti *con più partner*.

Viaggiare alla scoperta del mondo... con una valigia extra!

È davvero così pericoloso preparare i bagagli e partire per una destinazione esotica mentre si è in attesa di un figlio? In realtà, non ci sono controindicazioni per la donna che intende vestire i panni di una giovane esploratrice. Personalmente, da amante dei week-end mordi e fuggi in giro per l'Europa, ho scelto di prenotare le mie vacanze last-minute durante il secondo mese di gestazione, quando le nausee erano sparite (quasi) del tutto e le dimensioni del pancione mi permettevano ancora di prendermi cura di me stessa in completa autonomia. In accordo alle linee guida dell'Associazione dei Ginecologi e degli Ostetrici Americani, è molto importante assecondare i segnali somatici; riposare, sedersi, consumare tanti piccoli spuntini e idratarsi frequentemente sono le uniche accortezze che la neo-mamma dovrebbe seguire scrupolosamente. Da un punto di vista pratico, invece, meglio evitare di trascorrere più di 6-8 ore continuative in macchina (soprattutto alla guida). Inoltre, consuma i pasti a orari regolari e riempi la valigia con capi di abbigliamento comodo. No alle scarpe con il tacco che, soprattutto negli ultimi mesi di gestazione, rischiano di sbilanciarti più di quanto non faccia il pancione. Nel caso in cui avessi prenotato un biglietto aereo a lunga percorrenza, ricorda di bere tanta, tantissima acqua: l'aria condizionata a bordo dei voli è infatti molto secca. Per evitare stanchezza e carenza di zuccheri, porta con te dei succhi di frutta o una crema idratante – la stessa usata anche dalle hostess e dagli steward di volo che trascorrono tantissime ore ad alta quota. Piccolo consiglio extra: se hai la possibilità di selezionare il posto in aereo, scegli una seduta <u>accanto al corridoio</u>; potrai raggiungere il bagno senza disturbare gli altri passeggeri oppure alzarti di tanto in tanto per sgranchirti le gambe.

La triade da evitare: alcol, fumo e droghe (anche leggere) in gravidanza.

Inutile girarci attorno: non esiste alcun *bicchiere di troppo* nella misura in cui il consumo di alcol, anche in ridotte quantità, rischia di provocare non soltanto danni prenatali, ma anche complicazioni nel parto o, nei casi più gravi, morte del feto. La causa è da rintracciare nella cosiddetta *sindrome alcolica fetale*: il bebè non riesce a svilupparsi correttamente durante il secondo-terzo trimestre di gestazione e incorre in maggiori possibilità di patire disturbi dell'attenzione, deficit cognitivi e danni cerebrali permanenti (tremori, mobilità ridotta degli arti inferiori e superiori, QI basso, difficoltà di apprendimento e problemi del linguaggio). Tuttavia, il pericolo non risiede soltanto nell'ubriacatura saltuaria, ma anche nel consumo moderato di un bicchiere di vino tra un pasto e l'altro. Dal momento che ogni futura mamma presenta un grado di tolleranza differente e il bebè segue una crescita prenatale *sui generis,* i danni dell'alcol sono difficili da prevedere. Una cosa è certa: le manifestazioni della sindrome alcolica fetale sono invalidanti e permanenti. Nel caso in cui facessi fatica a eliminare il consumo di bevande alcoliche, mettiti prontamente in contatto col tuo medico e chiedi di farti aiutare. *Ne va della tua salute e di quella del bimbo che hai concepito con amore.*

In maniera analoga, anche il fumo di sigaretta (attivo o passivo) raggiunge il cervello del bebè in costante formazione e sprigiona i propri effetti nocivi (a lungo termine, purtroppo). In particolare, la nicotina diminuisce l'ossigeno trasportato mediante il flusso ematico, motivo per cui una neo-mamma fumatrice ha maggiori chance di dare alla luce un bebè sottopeso. Altrettanto drammatico e frequente è il fenomeno della cosiddetta *"morte in culla"* – apparentemente inspiegabile dalla scienza – che colpisce un bimbo su mille. Anche in questo caso, le percentuali di morte infantile aumentano considerevolmente nel caso in cui la genitrice sia dipendente dalla nicotina. Tuttavia, non cadere nell'errore di credere che la donna sia l'unica responsabile della salute del bebè che porta in grembo.

Il fumo passivo è altrettanto dannoso dal momento che le scorie tossiche permangono sui vestiti e sulla cute del *partner-fumatore* per lunghe ore. Certo, fumare lontano da una donna incinta è molto meglio che fumarle accanto, ma il rischio viene eliminato del tutto <u>solo ed esclusivamente</u> purificando l'ambiente domestico dalle scorie di nicotina.

Altrettanto dannoso è il consumo di droghe. La cocaina, ad esempio, supera la barriera permeabile della placenta e raggiunge il feto, rallentandone lo sviluppo neuronale. Dati agghiaccianti evidenziano quanto, nelle grandi metropoli statunitensi, circa il 15% delle donne in dolce attesa (quasi una genitrice su sette) continuino a fare uso di sostanze stupefacenti nel primo trimestre di gravidanza (e non solo). Nel caso in cui avessi sviluppato una leggera dipendenza da droghe leggere o pesanti, ricorda di chiedere aiuto al tuo partner e di informare il ginecologo delle difficoltà emotive che ti impediscono di disintossicarti. Non dimenticare che le **cause ambientali** che concorrono alla comparsa di patologie neurodegenerative nel bebè sono importanti tanto quanto quelle **genetiche**. Mi sono di recente confrontata con un ricercatore sul tema in questione. Alla mia domanda «*Come vede il futuro della medicina preventiva nei prossimi anni?*», lui mi ha risposto: «I vantaggi di una *prevenzione comportamentale/ambientale* sui bambini che stanno nascendo, soprattutto nel caso in cui si vogliano proteggere i loro talenti e le loro abilità cognitive, sono di gran lunga superiori a quelli che noi medici possiamo ottenere nei nostri laboratori negli anni a venire».

La sua brillante riflessione è traducibile nel modo seguente: è del tutto insensato tentare di migliorare costantemente i "*sistemi di riparazione*" quando la macchina è difettosa in partenza. La prevenzione ambientale è la *conditio sine qua non* di una vita appagante e in salute; l'illusione di colmare con la medicina i vuoti comportamentali dei genitori non farebbe altro che condannare il bebè a un'esistenza di incertezze e di difficoltà mediche insormontabili.

Ricorda: liberati immediatamente delle triade negativa per eccellenza – fumo, alcol e droghe di ogni tipo.

Telefono cellulare, prodotti per la casa e abitudini domestiche.
Concludiamo la nostra panoramica informativa sullo stile di vita di una donna in dolce attesa passando in rassegna le norme comportamentali relative allo smartphone e ai dispositivi tecnologici ormai immancabili nelle nostre abitazioni. Che tu sia ossessionata dello smartphone o dipendente dalle serie TV non fa alcuna differenza: le radiazioni emesse dai tuoi device <u>non</u> presentano alcun rischio per il bebè che porti in grembo. A mano a mano che procederai con i tuoi nove mesi di gestazione, inoltre, prendi la (buona) abitudine di impostare le notifiche in silenzioso o con una leggera vibrazione; le suonerie improvvise potrebbero spaventare il piccolo ospite che porti in grembo, soprattutto quando il canale uditivo del bimbo sarà quasi del tutto sviluppato.

Per quanto riguarda l'ampia categoria degli elettrodomestici e dei prodotti casalinghi, ricorda quanto segue:

- **Il microonde** è del tutto innocuo per il feto. Tieni a mente soltanto due precauzioni importantissime: **A)** non mettere i contenitori di plastica a contatto diretto col cibo, in modo tale che le molecole nocive non vengano assunte con l'alimentazione e trasportate al bebè mediante la placenta e **B)** cambia i *tupperware* per microonde di frequente.

- **I prodotti per la pulizia della casa**, soprattutto quelli dei migliori marchi, sono concepiti in modo tale da preservare la salute della donna in dolce attesa. In ogni caso, lasciati guidare dall'intuito e cerca di optare per alternative ecologiche alle sostanze chimiche più aggressive. Moltissimi prodotti contengono infatti rifiuti non tossici: saranno i tuoi fedeli alleati prima ancora che tuo figlio cominci a gattonare felicemente per tutta casa! Evita piuttosto i composti a base di ammoniaca o i detersivi con aggiunta di cloro. Nel caso in cui disponessi di sgrassatori dall'odore pungente, indossa una mascherina chirurgica e un paio di guanti in plastica usa e getta.

- **L'acqua del rubinetto** è, nella stragrande maggioranza dei casi, la migliore bevanda consumabile in gravidanza. Nel 90% delle abitazioni, l'acqua corrente è infatti testata e controllata ciclicamente al fine di valutarne la qualità. Nel caso in cui le analisi più recenti indicassero una seppur bassa percentuale di **piombo**, consuma solo ed esclusivamente acqua in bottiglia – anche per preparare il caffè o lavarti i denti. L'acqua della doccia non è nociva, in quanto le sostanze tossiche non vengono assorbite dalla cute.

- Ami prenderti cura delle piante del tuo giardino? Gli **insetticidi** stagionali devono essere maneggiati con le dovute precauzioni; nell'eventualità di un uso interno, lascia le finestre aperte e fai arieggiare la casa per circa 40-60 minuti. Nel caso in cui il quartiere pianificasse una disinfestazione particolarmente aggressiva, invece, chiudi le finestre ed esci soltanto per il tempo strettamente necessario a sbrigare le tue faccende – meglio ancora se indossando una comune mascherina FFP2. Se invece sei un'appassionata del giardinaggio fai da te, prendi in considerazione l'idea di sostituire i fertilizzanti/disinfettanti chimici con quelli naturali. Online e nei negozi specializzati puoi infatti reperire colonie di piccoli predatori (come le coccinelle, ad esempio) capaci di cibarsi degli insetti che tormentano la tua piantagione domestica!

- Infine, tieniti alla larga dal **bisfenolo A** (BPA). La sostanza in questione è presente nei contenitori realizzati in materiali plastici di bassa qualità, ma anche negli scontrini emessi nei negozi e al supermercato. Il bisfenolo A è purtroppo responsabile di lievi disturbi al sistema endocrino-ormonale della donna in dolce attesa, rischiando di rallentare la crescita del bebè. Nel caso in cui volessi acquistare dei cibi in scatola, cerca prodotti corredati dalla dicitura *BPA-free*. In aggiunta, elimina completamente l'utilizzo di stoviglie e posate in plastica a favore di alternative (meno inquinanti) realizzate in legno, ceramica, vetro o bambù. *Mentre ti prendi cura del Pianeta, sai di fare del bene anche a te stessa e al tuo bimbo.*

Come comportarsi con i bagni caldi e con le saune?

Mia cara, per tua (nostra) fortuna, il test di gravidanza positivo non implica nove, lunghi mesi di docce fredde! Gli esperti consigliano tuttavia di non innalzare la temperatura corporea al di sopra dei 39 gradi centigradi. Il motivo è da rintracciare nella bassa pressione della donna in dolce attesa; potresti correre il rischio di avvertire vertigini, un senso di stanchezza e una repentina disidratazione. Anche un'attività fisica troppo intensa, soprattutto se svolta durante un'afosa giornata estiva, potrebbe mettere a dura prova il tuo organismo. In ogni caso, non farti prendere dal panico: il tuo corpo ti manderà chiari segnali di insofferenza nel caso in cui la temperatura della doccia dovesse essere troppo alta. Discorso analogo vale per le saune e i centri termali della tua zona: caldamente sconsigliati, possono essere visitati soltanto con la prerogativa di sottoporsi a un massaggio rilassante. *Evita gli sbalzi di temperatura, sempre!*

I segnali di una gravidanza in corso

I consigli e i rimedi (pratici) degli esperti

Il viaggio della maternità comincia in maniera imprevista. Non è raro che i primi segnali della gravidanza siano spesso confusi con l'arrivo delle mestruazioni. Tuttavia, anche senza bisogno di un test fai da te, molte neo-mamme intuiscono (quasi) immediatamente che *qualcosa* sta accadendo. Tanti impercettibili segnali contribuiranno a metterti *"la pulce nell'orecchio"*, mentre il tuo sesto senso scatterà come l'interruttore di una lampadina *(click!)*. Ricordo una vecchia collega di lavoro che comprese dell'avvenuto concepimento quando, riposando sulla pancia, sentì che i seni erano sensibili e tesi in maniera anomala. E in effetti, le mammelle femminili subiscono per prime i grandi cambiamenti della gestazione. Da un lato, infatti, l'indolenzimento dei seni è sintomo comune nei giorni che precedono la comparsa del ciclo mestruale e, dall'altro, l'avvenuta fecondazione è responsabile di gonfiore, ipersensibilità, fitte e formicolii. Le sensazioni in questione possono manifestarsi fin dai primissimi giorni di fecondazione – ovvero dal momento in cui lo spermatozoo maschile incontra l'ovocita femminile – oppure subentrare gradualmente nelle settimane a venire. Mentre progredisci nel tuo viaggio di maternità, i segnali in questione diventeranno predominanti. Le mammelle si stanno già preparando all'allattamento del bebè.

Inoltre:

- **Le areole sono più scure**. Per quante tra le mie lettrici ancora non lo sapessero, l'areola è la zona circolare attorno al capezzolo. Durante una gravidanza in atto, inizia ad aumentare il proprio diametro e assume una sfumatura più scura/bluastra. Il motivo di tali cambiamenti è rintracciabile nel ruolo degli ormoni di gestazione, i quali aumenteranno considerevolmente anche nelle settimane a seguire.

- **Le areole diventano irregolari**. Ci hai mai fatto caso? Le areole sono caratterizzate da piccolissime protuberanze color carne. Dopo l'avvenuto concepimento, queste ultime aumenteranno di numero e dimensioni... *fino a quando non potrai fare a meno di notarle!* Il nome medico per tale rigonfiamento è il *tubercolo di Montgomery,* cioè le ghiandole mammarie responsabili di produrre oli naturali volti a lubrificare le areole e i capezzoli. Quando l'ultimo arrivato in famiglia comincerà a succhiare il latte materno, il tuo seno si sarà già preparato (con largo anticipo) alle esigenze del *fagiolino* che porti in grembo.

Anche le *nausee* – e soprattutto il *vomito mattutino o notturno* – saranno protagonisti delle prime settimane di gestazione. Certo, le cause di tale insofferenza potrebbero anche derivare da una cena particolarmente pesante – *capita a tutti, no?* – o da un'intolleranza alimentare di origini sconosciute. In molti casi, la nausea presenta una forte componente psicosomatica, cioè innescata da disturbi d'ansia e periodi di forte stress. Tuttavia, nel caso in cui faccia la sua comparsa nella routine quotidiana di una donna dallo *stomaco di ferro,* cioè che non ha mai sofferto di disturbi intestinali, sarà bene correre in farmacia per acquistare il primo test di gravidanza fai da te.

In aggiunta, la nausea si manifesta molto spesso in concomitanza alla *stanchezza*. Non quella provata fisiologicamente dopo una lunga giornata di lavoro o una camminata all'aria aperta, ma una forma di *sfinimento* psicofisico che si manifesta senza evidenti motivazioni. Via via che la gestazione continuerà il suo corso, ti renderai conto di avere sempre meno energie da dedicare a te stessa. Il bimbo occuperà il centro dei nove mesi tra contrazioni, esami e qualche *calcetto per far sentire la sua presenza!*

Tra i primi sintomi di una gravidanza in corso, non posso che citare lo *stimolo a urinare* spesso (anzi, spessissimo!). Dopo due o tre settimane dall'avvenuta fecondazione dell'ovocita femminile, la donna in dolce attesa verrà invasa da un mix di ormoni dall'effetto *diuretico*. Il fenomeno in questione si somma alla percezione di un **gonfiore** generalizzato. Se senti il ventre teso e tondeggiante ho una buona e una cattiva notizia da darti: la prima è che molto probabilmente il test di gravidanza avrà esito positivo, la seconda è che il gonfiore che percepisci non ha nulla a che vedere con le dimensioni del bebè, ma è anch'esso causato dal climax ormonale. L'embrione è infatti un agglomerato non più grande di un fagiolino. Avrai tutto il tempo di seguire lo sviluppo di tuo figlio nelle settimane seguenti.

Tra i sintomi secondari di una gravidanza in atto:

- **L'innalzamento della temperatura corporea basale** – cioè la temperatura del corpo misurata al mattino, appena sveglia. L'aumento si attesta indicativamente intorno a <u>un grado centigrado</u> in tutte le donne in dolce attesa. Di conseguenza, se intendi avere un bambino, ti consiglio di organizzarti con largo anticipo: misura la temperatura corporea per due-tre settimane di fila (anche prima dell'avvenuta fecondazione), in modo tale da avere un metro di paragone quando penserai di essere finalmente gravida. *Il segnale in questione non è considerabile una prova certa, ma può concorrere a preannunciare la (lieta) notizia del piccolo ospite!*

- **Lo spotting**. Il fenomeno in questione si manifesta indicativamente nel 30% delle donne, <u>dopo la fecondazione dell'ovocita</u>. Quando l'embrione s'impianta nell'utero per proseguire nel proprio viaggio di crescita e di sviluppo, potrebbe provocare la comparsa di perdite ematiche. Solitamente queste ultime fanno la loro comparsa prima del potenziale ciclo mestruale e sono caratterizzate da un colorito rosa-chiaro, non molto acceso.

Ancor più lieta è la *crescita del pancione.* Dalla 14a settimana di gestazione in poi assisterai a una trasformazione commovente e, al contempo, straordinaria: l'utero prende a salire verso l'alto per assecondare le dimensioni del bimbo che porti in grembo. Nello stesso momento il pancione si gonfia come un palloncino. La dilatazione del ventre segue uno schema medico rigido: la prima fase vuole che l'utero resti *"intrappolato"* tra le ossa del bacino, mentre la seconda – dal quinto mese di gravidanza in avanti – prevede la salita del bebè fino all'ombelico della neo-mamma. Continuerà quindi a salire sempre di più, fino a raggiungere la base del costato. Quando il bimbo avrà raggiunto una posizione ginecologicamente *"comoda"*, il tuo medico di fiducia potrà fornirti maggiori informazioni sulla sua condizione di salute, sul sesso e sulla posizione assunta all'interno dell'utero. E ti sorprenderà sapere che ogni centimetro di dilatazione del ventre corrisponde più o meno al numero di settimane di gravidanza!

Sul piano emotivo, non è raro affrontare la crescita del pancione con commozione, felicità e un pizzico di angoscia. È questo il momento in cui la presenza del bambino diventa *tangibile, reale.* Non meno pressanti sono le preoccupazioni riguardo la propria forma fisica: una pelle tesa è infatti (quasi) sicuramente responsabile di smagliature e di difetti somatici che non è possibile prevenire. Inoltre, in alcuni casi potresti assistere alla comparsa di una linea verticale scura che collega l'ombelico al pube. Anche quest'ultimo segnale di gestazione *(la linea nigra)* è del tutto normale e non dovrebbe generare preoccupazione! Avrai tutto il tempo di curare te stessa e la tua bellezza di neo-mamma dopo il parto del piccolino che porti in grembo.

Prima di concludere, mi permetterai di passare in rassegna altri cambiamenti tralasciati dalla bibliografia medica, ma ugualmente importanti. Si cade spesso nell'errore di credere che le trasformazioni somatiche innescate dalla gravidanza riguardino soltanto alcuni organi – come il ventre o il seno. In realtà, i mutamenti somatici sono olistici. Persino gli occhi vengono influenzati dagli ormoni che entrano in circolo fin dalle primissime fasi di gestazione. Il motivo è rintracciare nei liquidi trattenuti dal corpo della neo-mamma; la cornea diventa quindi più spessa (circa del 3%) soprattutto entro i primi novanta giorni di dolce attesa. Rimarrà nella sua nuova condizione fino alla nascita del bebè. In aggiunta, la pressione intraoculare – ovvero quella interna agli occhi – diminuisce indicativamente del 10% nei nove mesi preparto. Come conseguenza dei fenomeni summenzionati, alcune mamme denunciano una vista leggermente sfocata. Se hai sempre fatto sfoggio di una *vista di falco* ma cominci ad avere difficoltà nella lettura, non farti prendere dal panico: <u>la decrescita è temporanea</u>, e tutto tornerà nella norma dopo la nascita del piccolino.

Non meno curiose sono le trasformazioni della cute. Alcune gestanti assistono a un cambiamento del colorito dei palmi delle mani o della superficie interna dei piedi. Questi ultimi assumono una sfumatura rossa e intensa provocata dall'aumento degli ormoni femminili (gli estrogeni) in circolo nel sangue. Anche in questo caso non è necessario prenotare una visita dermatologica; tutto tornerà nella norma dopo il parto del bimbo. Infine, sii pronta all'aumento di peso correlato alla gravidanza. Ti spiegherò nel prossimo capitolo quali sono i consigli alimentari *must-know* che ti aiuteranno a restare in ottimi rapporti con la bilancia. Le rotondità si localizzeranno soprattutto sul viso – motivo per cui i parenti e le amiche più accorte sentiranno subito... *profumo di gravidanza!*

La domanda sorge, dunque, spontanea: in che modo è possibile mangiare in maniera contenuta per evitare di prendere peso a vista d'occhio, nutrendosi comunque abbastanza per sostenere anche il piccolino che scalpita per venire alla luce?

Scopriamolo insieme.

L'equilibrio alimentare in gravidanza

Consigli salvadieta per mantenere il peso forma e nutrire (anche) il bebè

Durante il tuo viaggio alla scoperta della maternità, sentirai spesso usare e *abusare* della parola **benessere**. Ma qual è il significato di questo termine e in che modo è possibile preservare la salute della mamma e del feto all'interno della routine quotidiana? Per rispondere a questa domanda, mi sono rivolta a vari esperti (nutrizionisti ed ostetriche *in primis*), nella speranza di tratteggiare il vademecum alimentare della genitrice perfetta. Mi sono dovuta ricredere, però: *la formula magica della dieta gestazionale semplicemente non esiste!* E questo un po' perché ogni donna parte da una condizione somatica diversa – costituita dall'insieme di peso, patologie ereditarie, preferenze alimentari e diete seguite negli anni passati – e un po' perché l'essere umano è per sua natura costituito da un insieme di fattori in costante interazione tra loro. Basti pensare che il binomio *mente-corpo* è indivisibile: dove c'è l'uno, per forza di cose agisce anche la componente complementare. Di conseguenza, prendersi cura del proprio corpo e raggiungere il benessere tanto agognato significa in primo luogo adottare uno stile di vita (anche) alimentare che sia in grado di soddisfare le esigenze dell'ultimo arrivato in famiglia.

Mia cara mamma, non ti sto chiedendo di rinunciare alle tue prelibatezze preferite, ma di rivoluzionare gli ingredienti della tua dispensa in un'ottica di educazione nutrizionale a lungo termine. Per esempio, sai già che dietro l'arcobaleno di colori di frutta e verdura si nascondono tantissime proprietà benefiche differenti? Le materie prime *rosse* sono ricche di carotenoidi, sostanze antiossidanti che favoriscono la rigenerazione cellulare. Inoltre, i pomodori sono pregni di licopene, il quale agisce positivamente sulla pressione sanguigna della donna in dolce attesa. Di contro, gli alimenti di un bell'*arancione* – meloni, pesche, albicocche, nespole e carote – sono l'asso nella manica di cui hai bisogno per fare scorta di Vitamina C. Quest'ultima è un vero toccasana per le tue difese immunitarie e per quelle del bebè che porti in grembo.

Inoltre, le verdure a foglia *verde* – tra le mie preferite, la lattuga, gli spinaci e i cavolfiori – vantavo elevati quantitativi di acido folico, un *must* per le genitrici che soffrono di anemia. Nell'eventualità di carenze eccessive, è molto probabile che il tuo ginecologo-medico curante ti prescriva anche delle integrazioni farmaceutiche di acido folico comunemente acquistabili in farmacia. Continuiamo con il colore *viola-blu* della frutta e della verdura di stagione: melanzane, prugne more e frutti di bosco proteggono il corpo della mamma dai piccoli-grandi malanni di stagione, soprattutto in inverno. In altri termini, anche nel caso in cui l'apporto calorico della futura mamma non aumenti considerevolmente – magari per colpa delle nausee mattutine o di abitudini alimentari radicate in profondità – la qualità degli ingredienti *green* è estremamente preziosa per la salute della donna e del suo bambino. Di conseguenza, non sottovalutare l'importanza di acquistare e consumare cibi freschi, naturali e super-colorati. Se fai fatica a dire *bye bye* al cibo spazzatura della tua dispensa, fai piazza pulita e invita il tuo compagno ad aiutarti: riuscirete, insieme, a adottare uno stile di vita sano per educare anche l'ultimo arrivato in famiglia.

Come scrive Heidi Murkoff nel suo *Cosa aspettarsi quando si aspetta* (edito da Sperling & Kupfer): "In gravidanza la dieta equivale a un programma di salute per il bambino (e per la mamma)". E poi continua: [...] "I maggiori vantaggi per il feto sono un peso adeguato alla nascita, un migliore sviluppo cerebrale e minori rischi di alcuni difetti congeniti e, credeteci o no, abitudini alimentari più sane nella fase prescolastica". Insomma, conclude: "Il bambino avrà anche più probabilità di diventare un adulto sano". L'aspetto in questione, erroneamente sottovalutato da alcuni professionisti della salute, è la chiave di lettura da cui raggiungere il tanto discusso stato di benessere. Il *benessere* non è affatto una condizione priva di fastidi e dolori corporei, bensì una spiccata consapevolezza delle <u>richieste psicofisiche dell'organismo</u>. Nel momento in cui riuscirai a entrare in contatto con le tue esigenze (anche) alimentari, potrai elaborare strategie di cura e miglioramento personale che avranno un impatto positivo sulla salute a lungo termine del bebè.

E adesso parliamo di numeri: si sente ripetere assai di frequente che la donna in dolce attesa deve assumere calorie <u>anche</u> per il bimbo che porta in grembo.

È vero? Assolutamente sì!

Tuttavia, non cadere nell'errore di duplicare le porzioni nella speranza di irrobustire l'embrione. Il piccolo necessita di un apporto calorico assai ridotto se paragonato a quello di un adulto completamente sviluppato. L'integrazione aggiuntiva oscilla sulle **300 calorie al giorno** – ma discuti col tuo medico-nutrizionista di fiducia quale alternativa risulta essere la più adatta a te. Molto spesso, una merenda casalinga a base di una fetta di ciambellone o qualche biscotto è più che sufficiente per nutrire anche il piccolino.

Inoltre, per godere dei vantaggi di una dieta sana non è necessario adottare rigidissimi schemi nutrizionali. Le diete sono una delle tante possibili soluzioni a una gravidanza serena. Nel caso in cui preferissi fare a modo tuo, ricorda di scrivere *cereali, frutta e verdura di stagione, latticini, carne e pesce di qualità* sulla tua lista della spesa per ridurre i rischi in gravidanza e affrontare l'aumento di peso in maniera moderata.

Trovare il tuo equilibrio è importante, ma non farti dominare dall'ansia e dallo stress di "*sgarrare*" una volta o l'altra – purché lo sgarro non sia un bicchiere di vino o di qualsiasi altra bevanda alcolica, però. Il consiglio che mi ha permesso di misurarmi con le sfide alimentari in gravidanza è stato infatti il seguente: *valutare attentamente ogni boccone.* Tutte le volte in cui sei in procinto di consumare un pasto o uno snack veloce, pensa al bimbo che porti in grembo. Hai nove mesi di tempo per fare in modo che il piccolo abbia una vita sana e spensierata per il resto della sua esistenza. *Prima di aprire bocca, pensa!* Quando imparerai a selezionare gli ingredienti migliori – cioè quelli più freschi e ricchi di sostanze nutritive "*buone*" – capirai quanto l'alimentazione giochi un ruolo chiave nei livelli di energia, benessere mentale e soddisfazione psicosomatica ai quali ti misuri quotidianamente. *E allora, fidati di me, non potrai più farne a meno!*

Di seguito, gli ultimi consigli *must-know* per vivere nove mesi di gestazione in maniera benefica e indimenticabile:

- **No al consumo eccessivo di caffeina.** Proprio come l'alcol, il caffè e le bevande che contengono la medesima sostanza eccitante interferiscono nel processo di assimilazione del calcio. Le ultime ricerche di settore consigliano di limitarsi al consumo di massimo <u>200 grammi al dì</u>. Per fornirti indicazioni più precise, una tazzina di espresso ristretto contiene indicativamente 90 mg di caffeina, ma molto dipende dalla qualità e dalla tipologia di miscela usata.

- **L'importanza del calcio…** Le ossa e i dentini del bebè sono in continua trasformazione. Per consentire al piccolino di crescere sano e forte, ricorda di portare sulla tua tavola latticini di qualità, ma anche frutta secca, prezzemolo, cicoria e acqua del rubinetto (dopo averne verificato la potabilità).

- **... e del ferro.** Anche l'apporto ferroso è fondamentale per risanare l'equilibrio dei globuli rossi che circolano nel sangue. Inoltre, l'emoglobina è responsabile di trasportare le molecole di ossigeno ai tessuti (anche) del bimbo che porti in grembo, mentre la mioglobina è la proteina che favorisce la formazione dei polmoni e del sistema cardiovascolare.

- **Occhio alle proteine.** Tutti noi le conosciamo per il loro essere *"mattoncini"* a sostegno dell'organismo. E in effetti, queste ultime non sono altro che materiale grezzo impiegato nella costruzione e nella riparazione dei tessuti. Proprio per questo motivo, la dieta di una mamma da 110 e Lode dovrebbe tenere conto non soltanto della quantità di proteine immesse mediante i pasti, ma anche della loro intrinseca qualità. Secondo gli esperti, i 10 grammi di proteine consigliati giornalmente dovrebbero essere ripartiti nel 50% di proteine di origine vegetale e nel 50% di proteine di origine animale. Alcuni medici consigliano di aumentare la componente animale fino a un massimo di due terzi del quantitativo giornaliero. Non dimenticare, inoltre, che il pesce e la carne sono veicolo di vitamine e di sali minerali estremamente importanti per lo sviluppo del feto.

Concludiamo i consigli nutrizionali concentrandoci sui carboidrati e sulle loro proprietà. Questi ultimi assolvono il compito di produrre energia per l'organismo e abbondano in una vasta gamma di cibi: dalla pasta al pane, passando per i dolci e la frutta. In linea generale, i carboidrati dovrebbero costituire il 60% massimo dell'apporto calorico quotidiano, motivo per cui la scelta degli alimenti è importantissima per garantire il giusto *sprint* al corpo della neo-mamma.

Non dimenticare di seguire i consigli degli esperti in maniera minuziosa. Nel caso in cui ridurrai l'apporto di *carbo* per timore di prendere chili di troppo, correrai il rischio di entrare in un *ciclo di chetosi*. Quest'ultimo è lo stato, dalla forte reazione dimagrante, che s'instaura in assenza di glucosio. Nell'eventualità di una bassa disponibilità di zuccheri, il corpo produce fonti di energia e di sussistenza d'emergenza sotto forma di chetoni. Lo stato in questione, alla base della celebre *dieta chetogenica*, rischia di affamare il bebè che porti in grembo e di ritardarne lo sviluppo. Ricorda: il buonsenso ha la meglio, sempre. Continua a consumare alimenti di qualità senza eccedere né in un verso né in un altro. Con il tempo comprenderai quali sono le reali esigenze del tuo corpo e potrai instaurare una comunicazione nutrizionale benefica con il piccolo ospite che è in te.

Capitolo Bonus #2 – Ammalarsi in gravidanza

Tutto quello che devi sapere

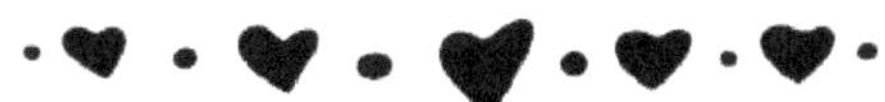

Arrivata a questo punto, immagino tu sia pronta per affrontare i sintomi più comuni della gestazione: nausee, crampi alle gambe, stanchezza patologica e qualche scombussolamento digestivo. In ogni caso, non dobbiamo dimenticare che una futura madre – per quanto atletica, sportiva e in salute – non può escludere di dover fronteggiare anche qualche fastidioso malanno di stagione, così come pruriti cutanei insopportabili o infezioni delle vie urinarie. Dati alla mano, infatti, le donne incinte corrono il rischio di ammalarsi con maggiore facilità, soprattutto durante il periodo invernale. Il motivo è da rintracciare nell'indebolimento del sistema immunitario, il quale viene parzialmente «soppresso» affinchè non respinga il «corpo estraneo» del bambino. Di conseguenza, una donna in stato interessante è facile bersaglio di germi, virus e batteri di ogni sorta. Prima di farti prendere dal panico, ho una buona notizia da darti: la compresenza nella tua vita di un ginecologo, di un medico di base o di un'ostetrica di fiducia ti consentirà di reperire tutte le informazioni (veritiere) di cui hai bisogno per prenderti cura di te stessa nella maniera corretta, senza lasciarti infinocchiare dalle *fake-news* sulla salute che circolano in rete. È molto importante metterti in contatto con i professionisti della salute perché, durante le quaranta settimane di gravidanza, non potrai assumere la stragrande maggioranza dei farmaci ai quali ricorri di solito.

E per quanto la **prevenzione** sia il metodo migliore per tenere lontane eventuali complicazioni, non dobbiamo dimenticare che ammalarsi è normale (anche) in gravidanza. In questo capitolo di approfondimento ho deciso di passare in rassegna i disturbi extra-gestazionali più comuni al fine di consigliarti qualche metodo curativo efficace.

Attenzione, però: soltanto i professionisti della salute che si prendono cura della tua anamnesi – cioè della tua storia clinica dalla A alla Z – possono prescriverti terapie farmacologiche e/o naturali cucite su misura per te. Non convertirti alle cure *fai-da-te*, soprattutto quando c'è in ballo la salute del pargolo che custodisci in grembo.

Ecco cosa sapere per non farti trovare impreparata.

Raffreddore

Durante i nove mesi di gestazione potrebbe capitare di svegliarti al mattino con naso chiuso, tosse, starnuti a volontà e un feroce mal di testa. La domanda sorge, dunque, spontanea: *«Le medicine più comuni potrebbero danneggiare il feto?»*. Come ti ho già accennato, i raffreddori sono più comuni nelle donne incinte. Il motivo è da rintracciare nella soppressione provvisoria del sistema immunitario dell'organismo ospitante. La buona notizia? L'unica a essere a «rischio» sei proprio tu, non il piccolo che porti in grembo. La cattiva notizia, invece, è che i tanti farmaci e/o integratori prescritti in condizioni normali sono in gravidanza fortemente sconsigliati. E mi riferisco all'ibuprofene, alla vitamina C, allo zinco e agli alti dosaggi di tisane depurative – come *l'echinacea*. Di conseguenza, prima di farti scorrazzare in farmacia dalla tua dolce metà per svuotarne gli scaffali, chiama il tuo medico di fiducia e verifica quali metodi possono essere sicuri *in primis* per il feto. E se non vuoi arrenderti all'idea di rimanere stesa sul letto per i cinque giorni a venire con il naso che cola, ricorda che esistono rimedi *non farmaceutici* utili ed efficaci tanto quanto quelli reperibili in commercio:

- Bevi a volontà, perché gli starnuti e il raffreddore sono responsabili di una dispersione dei liquidi necessari per il sostentamento del tuo organismo e di quello, in via di sviluppo, del pargolo.

- Quando ti distendi a letto per schiacciare un pisolino o leggere un buon libro, ricorda di utilizzare un paio di cuscini per mantenere il capo sollevato. Riuscirai a respirare meglio, anche col naso tappato. Nel caso in cui non riuscissi a prender sonno per più giorni consecutivi, valuta di affidarti ai cerottini nasali. Questi ultimi sono prodotti da banco che non contengono farmaci.

- Prova il «metodo della nonna» per eccellenza: i risciacqui con acqua salata. I gargarismi sono in grado di ridurre i fastidi della gola, eliminando anche i residui di scolo nasale. In aggiunta, sono una manna dal cielo anche nel caso in cui dovessi soffrire di tosse notturna incontrollata. Aggiungi ¼ di cucchiaino di sale a 225 grammi di acqua tiepida (un bicchiere da cucina circa).

- Infine, allevia il disagio provocato dalla tosse e dal naso chiuso con un paio di cucchiaini di miele. Il nettare delle api ha lo stesso effetto di uno sciroppo acquistato in farmacia, con la (piacevole) differenza di avere un sapore dolce, anzi, *dolcissimo!*

In linea generale, i raffreddori e i semplici malanni di stagione non sono mai accompagnati da febbre. In ogni caso, nell'eventualità in cui il termometro superasse la lineetta dei 37,5°, abbassa i decimi con del paracetamolo *(Tachipirina)* e mettiti in contatto con il tuo medico di base per stabilire le prossime mosse da compiere. È opportuno affidarsi a un professionista della salute anche in presenza di raffreddori e tossi tanto forti da impedirti di mangiare e di dormire. Ogni affaticamento del tuo organismo, infatti, ha un impatto anche sul benessere del feto che custodisci in grembo.

Febbre

Una temperatura inferiore ai 38° in gravidanza non è generalmente preoccupante. Tuttavia, non dev'essere mai sottovalutata; andrebbe piuttosto ridotta il prima possibile per evitarne l'incremento – soprattutto nelle ore serali/notturne. I medici sono concordi nell'affermare che anche pochi decimi di febbre (inferiori a 37,5°) siano manifestazioni di sofferenza dell'organismo da non prendere sotto gamba. In aggiunta, ti consiglio di effettuare la misurazione ogni quattro/cinque ore per assicurarti che i valori non prendano a salire. Nel caso in cui la temperatura dovesse rimanere stabile attorno ai 37,5° e si presentasse di notte, chiama il medico (al massimo) durante il mattino seguente. Nell'eventualità in cui superasse i 37,5° nel cuore della notte, chiama immediatamente il tuo medico curante senza ulteriori indugi. Una febbre in rapido aumento potrebbe danneggiare la crescita del feto; in aggiunta, non bisogna sottovalutare la *causa reale* della febbricola: potrebbe essere correlata, infatti, a infezioni che richiedono trattamenti specifici. In attesa di prendere contatti con il personale medico, assumi del paracetamolo, bevi bibite fredde e fai una doccia o un bagno tiepido (con un tempo di immersione non superiore ai venti minuti). <u>Ricorda di non utilizzare mai ibuprofene o aspirine, neppure in bassi dosaggi.</u>

Infezione delle vie urinarie

La vescica della futura mamma rimane schiacciata, per lunghi mesi, dall'utero che cresce di volume per far spazio al nascituro. Per quanto la risposta somatica in oggetto sia del tutto fisiologica, resta il fatto che l'aumento dello spazio uterino sia facile preda di batteri non graditi. I parassiti in questione – provenienti in genere dalla cute materna o dalle feci – riescono a raggiungere il tratto urinario con più facilità per via degli sbalzi ormonali che inducono il corpo della donna a rilassare i muscoli. Giunti a destinazione, si insediano e si riproducono alla velocità della luce, provocando non pochi problemi. Tra i più comuni: sensazione di bruciore durante la minzione, prurito, dolore acuto localizzato nell'area inferiore dell'addome e urine torbide e dall'odore pungente.

Dati alla mano, l'infezione delle vie urinarie colpisce in media una donna su tre. La diagnosi della patologia in questione è semplice: sarà sufficiente immergere una striscia indicatrice in un campione di urina; quest'ultima consentirà di rilevare la presenza (o meno) dei globuli bianchi o dei globuli rossi. In entrambi i casi, è probabile che la donna sia colpita dall'infezione summenzionata. Il campione di urine verrà quindi spedito a un laboratorio per analisi più approfondite. Nel caso in cui il fastidio della futura mamma dovesse diventare invalidante, si passerà all'assunzione di antibiotici specifici per via orale al fine di debellare la tipologia di batteri esaminata dai test di laboratorio.

Mia cara lettrice, dal momento che la prevenzione è molto importante, ti consiglio caldamente di attenerti alle seguenti norme comportamentali:

- Bevi molti liquidi per favorire l'eliminazione dei batteri in eccesso. Anche il succo ai mirtilli rossi è utile per impedire ai batteri di legarsi alle mucose delle tue vie urinarie.

- Ricorda di curare l'igiene della zona genitale dopo i rapporti sessuali. In aggiunta, è importante svuotare la vescica prima e dopo il rapporto.

- Durante la fase di minzione, cerca di svuotare la vescica nella maniera più completa possibile. Per riuscire nell'intento è opportuno sporgerti leggermente in avanti. Puoi provare a urinare anche dopo cinque minuti.

- Infine, può essere opportuno arieggiare la zona perianale con della biancheria intima di cotone. Meglio evitare gli slip troppo attillati, i collant e/o i leggings sotto i pantaloni e modelli di pigiamini troppo stringenti. Sarebbe bene dormire – quantomeno nelle ore notturne - senza la biancheria intima.

- Nel caso in cui soffrissi di frequenti infezioni a carico delle vie urinarie, domanda al medico se è il caso di assumere probiotici durante la gravidanza per riequilibrare la flora batterica.

Gastroenterite

«Ho la gastroenterite e non riesco a tenere nello stomaco quello che mangio. Rischio di danneggiare il bambino?». Ironia della sorte, nel momento in cui credi di riuscire a gestire le nausee mattutine, ti rendi conto che il tuo apparato digerente è a pezzi per chissà quale *misterioso* motivo. L'influenza gastrica potrebbe colpirti anche nel corso del primo trimestre di gestazione. In quest'ultimo caso, potrebbe essere difficile distinguerla dai segnali gestazionali di cui ti ho già parlato nelle pagine precedenti. Per nostra fortuna, il virus in oggetto non ha il potere di danneggiare il feto che porti in grembo – ma ciò non significa che non debba essere curato il prima possibile. Tra le cause potrebbero comparire eventuali squilibri ormonali, alimenti andati a male (come le uova avariate, ad esempio), oppure contatti con il virus stesso. Il consiglio è di bere acqua a piccole dosi per depurare l'organismo, così come di scegliere pietanze leggere e nutrienti – come un brodino, un tè o una tisana a base di limone. Attendi fin quando lo stomaco non ti inviterà a consumare, step by step, nuovi cibi solidi. Per citare le parole di Heidi Murkoff in *Che cosa aspettarsi quando si aspetta*: "Se non riuscite a trattenere né cibi né bevande, chiamate il medico: la disidratazione è un problema per chiunque abbia una gastroenterite, ma lo è doppiamente per le mamme incinte. Può essere utile assumere soluzioni saline reidratanti o una bevanda elettrolitica. Anche l'acqua di cocco può farvi bene. Se non siete in grado di trattenere nemmeno queste, il vostro medico potrebbe prescrivervi l'assunzione di liquidi per via endovenosa; chiamatelo anche se avete la febbre e problemi di pancia".

Infine, permettimi di concludere questo capitolo di approfondimento con una riflessione di ordine generale. I rischi connessi all'assunzione sconsiderata di medicine nelle donne in dolce attesa – per lungo tempo sottovalutati – assumono al giorno d'oggi un'importanza via via crescente. E dal momento che assistiamo all'introduzione e alla commercializzazione di nuovi farmaci su base giornaliera, è importante mantenersi aggiornate con largo anticipo per prevenire eventuali rischi a carico del nascituro. Personalmente, ti suggerisco di affidarti alla competenza del tuo medico curante e alle informazioni pubblicate mensilmente sul portale del . Altrettanto valido è il sito dell'.

In ogni caso, non farti prendere dal panico: soltanto un ristretto numero di medicine è stato certificato come «dannoso» per la salute del feto. Quelle da banco sono sicure al 100, indipendentemente dalle tue condizioni di salute e dalla settimana di gestazione in cui ti trovi. Resta valida la regola aurea della cura mamma-figlio in gravidanza: valuta i rischi di un farmaco rispetto ai suoi possibili benefici, così da prendere la decisione più giusta per te e per il tuo angioletto.

I nove mesi passo dopo passo

Un fondamentale sostegno durante e dopo la gestazione

Mia cara mamma, questo è un capitolo speciale – ma che dico? – è soprattutto uno spazio (editoriale) sicuro in cui trovare consigli, approfondimenti e soluzioni pratiche ai piccoli-grandi problemi che affronterai in compagnia del tuo partner durante i nove mesi di gestazione che definiscono la tua gravidanza. Che tu sia in dolce attesa o stia tentando di avere un bambino, non fa alcuna differenza: ricorda di leggere con attenzione le informazioni contenute nelle pagine seguenti; ti guideranno alla scoperta delle sfide e dei momenti di gioia travolgente che proverai *giorno dopo giorno, settimana dopo settimana*. La gravidanza, infatti, pur rappresentando un iter di crescita e di sviluppo continuo, viene comunemente suddivisa in tre periodi di tre mesi l'uno che prendono il nome di *trimestri*: il primo trimestre è il lasso di tempo in cui la neo-mamma e il neo-papà si trovano alle prese con sfide nuove e stimolanti – il corpo della donna, infatti, lavora duramente per abituarsi all'ultimo arrivato. Il secondo trimestre è una fase di stabilizzazione, mentre il terzo di attesa e di distacco. Per scoprire quali sono le peculiarità di ogni settimana hai a disposizione svariati metodi: metterti in contatto con il tuo medico curante, ad esempio, oppure affidarti alla narrazione di un libro sul tema della gravidanza. Io voglio raccontarti la mia storia e, al contempo, la storia di migliaia di donne *proprio come te* nella speranza che una testimonianza tutta al femminile possa infonderti la sicurezza in te stessa di cui hai bisogno per (ri)scoprire il piacere della maternità.

Non resta altro da fare che girare pagina e immergerti nella lettura.

Che l'avventura abbia inizio.

Il primo trimestre tra adattamento e cambiamento: la guida settimana dopo settimana

In aggiunta alle trasformazioni somatiche di cui parleremo in maniera approfondita nelle prossime pagine, il primo trimestre di gravidanza mette la neo-mamma di fronte ad alcuni delicatissimi dubbi emotivi e psicologici. La presa di coscienza della fecondazione è un compito arduo, soprattutto perché la tua condizione di donna incinta implica una rivoluzione a 360 gradi del tuo spazio vitale. Non è raro che si verifichino episodi di incertezza, paura e sentimenti apparentemente in contrasto tra loro. E come darti torto? La felicità travolgente connessa a quest'evento straordinario viene smorzata dal timore di non essere all'altezza. E se il bambino non dovesse crescere in salute? E se i nove mesi fossero pieni di esami, visite e contrattempi medici? *E se...? Le questioni irrisolte sono potenzialmente infinite!* Il senso di inadeguatezza che investe tanto la mamma quanto il papà sono del tutto fisiologici. Tuttavia, non cadere nell'errore di vivere tali manifestazioni negative come limiti, come ostacoli insormontabili. Serviti delle fasi critiche per trovare la forza di trasformarti nella migliore versione di te stesso/a. Durante il grande adattamento che prende il nome di *"primo trimestre"* hai tutto il diritto di viaggiare sulle montagne russe, ma ricorda: i momenti in cui raggiungi la cima sono quelli in cui capirai anche di aver fatto la scelta giusta e di avere tutti il diritto di migliorarti *step by step*.

Il bambino nel primo mese

Prima settimana. Il conto alla rovescia che si concluderà in sala parto avviene ancor prima dell'avvenuta fecondazione. Potrà sembrarti strano, sì, ma ricorda ciò che ti ho spiegato a proposito del rigore medico: l'ultimo giorno del ciclo precedente al concepimento è l'unica data a cui è possibile risalire con certezza. *In questo momento nessun bambino in vista!* Tuttavia, se sei intenzionata ad avere un bebè, segna sul calendario il giorno esatto dell'ultima mestruazione.

Seconda settimana. La fecondazione dell'ovocita femminile non è ancora avvenuta. Ma non credere che il tuo organismo se la prenda comoda: il corpo si prepara a ovulare affinchè uno dei due gameti predomini sull'altro. Anche la mucosa dell'utero prende a ispessirsi per accogliere l'eventuale uovo fecondato dallo spermatozoo del partner. *Tutto è in fibrillazione per permetterti di concepire il bebè.* Prima, però, l'ovocita deve scivolare lungo le tube di Falloppio per incontrarsi con lo spermatozoo più veloce e robusto!

Terza settimana. *Mia cara, congratulazioni!* È finalmente avvenuto il concepimento del gamete femminile. La cellula non ancora fecondata ha appena intrapreso il percorso di trasformazione e maturazione che la renderà un bambino o una bambina da coccolare, abbracciare e amare. Nel momento esatto in cui lo spermatozoo del tuo partner incontra l'ovulo, la cellula prende a suddividersi ancora e ancora. In pochissimi giorni, il bebè ha assunto la forma di un insieme di cellule microscopiche. Pensa un po', è quindici volte più piccolo del punto che ho digitato alla fine di questa frase. Inoltre, quest'ultimo prende il nome di *blastocisti* e intraprende la prima parte del viaggio che lo porterà dalla tuba di Falloppio all'utero.

Quarta settimana. Il primo mese di gestazione si conclude con l'impianto. Il fenomeno in questione prevede che la *blastocisti*, trasformatasi in *embrione*, s'inserisca all'interno della mucosa uterina per assumere la posizione definitiva, almeno fino al giorno del parto. A impianto concluso, avverrà la più importante suddivisione in gruppi: da un lato si formerà tuo figlio o tua figlia e, dall'altro, la placenta che nutrirà il piccolo o la piccola nel corso della sua permanenza uterina. Inoltre, l'insieme cellulare ha già subito molteplici cambiamenti rispetto alla forma originaria della blastocisti; l'embrione inizia a sguazzare nel sacco amniotico e prende a modificare i tre strati che lo compongono: quello esterno si trasformerà in sistema nervoso, pelle, occhi e capelli; quello mediano darà vita al cuore e agli apparati interni, mentre quello più in profondità genererà il fegato, il sistema digerente e i polmoni del tuo futuro bebè.

E la mamma?

Come accennato nei precedenti capitoli, potresti avvertire i primi segnali di una gestazione in atto. Tra i tanti, la comparsa dello spotting e delle nausee mattutine è senza dubbio un valido motivo per recarti in farmacia e acquistare il primo test fai da te. I cambiamenti delle mammelle sono altrettanto comuni, sebbene confondibili con i sintomi del normale ciclo mestruale. Sul piano emotivo, potresti essere invasa dai primi sbalzi ormonali: l'irritabilità e le crisi di pianto saranno all'ordine del giorno. *Ma non temere*: dopo aver superato con successo l'ansia relativa al risultato positivo potrai concentrarti sulle visite prenatali e tenere la mente occupata almeno per un po'.

Il bambino nel secondo mese

Quinta settimana. Il bambino cresce rapidamente. Dall'aspetto potrebbe ricordare un piccolo girino immerso in un liquido denso e viscoso: quello della *sacca amniotica*. All'inizio del secondo mese di gestazione, l'embrione ha le dimensioni d'un seme d'arancia, ma comincia già a porre le basi dei futuri sistemi cardiaci, respiratori e circolatori. Il cuoricino è suddiviso in due microscopici canali che prendono il nome medico di *tubi endocardiaci*. Ma il miracolo della vita non finisce di stupire: la tua ecografia mette in evidenza un battito rapido e insistente. *La vita è già dentro di te!* Anche il tubo neurale è pronto a svilupparsi nel cervello e nel sistema nervoso vero e proprio.

Sesta settimana. Il girino dei giorni precedenti assume rapidamente le forme umane: mento, collo e guance iniziano a rendersi distinguibili, mentre le gambine sono ancora un tutt'uno col ventre, ripiegate su loro stesse. Due cavi ai lati del cranio si trasformeranno in seguito in due piccole orecchie. In aggiunta, il volto si plasma velocemente per permettere al naso e agli occhi di raggiungere la forma quasi-definitiva. Il cuoricino continua la sua corsa all'impazzata e raggiunge gli 80 bpm (battiti per minuti). *Diventerà sempre più veloce!*

Settima settimana. Allo scoccare della penultima settimana del secondo mese, l'embrione è 10.000 volte più grande della blastocisti originaria. L'aumento delle proporzioni somatiche dipende in larga parte dalla testa, la quale produce cellule alla velocità di cento al minuto. Lo sviluppo si concentra inoltre in prossimità del cavo orale (la lingua), delle braccia e delle gambe. È ancora presto per la suddivisione in gomiti e ginocchia, ma tutto è pronto per il raggiungimento della piena maturazione. Inoltre, anche i reni si sono attivati con successo e sono capaci di liberare il corpo dai rifiuti prenatali (le feci e le urine).

Ottava settimana. Il secondo mese di gravidanza si conclude quando il piccolo ha una lunghezza approssimativa di circa 7 mm. A tal proposito, ti ricordo che la misurazione degli embrioni segue regole *sui generis*. Tutti i bimbi (fino alla prima metà della gestazione) vengono misurati dalla testolina alle natiche. Questo perché le gambe sono in via di formazione e restano solitamente attaccate in posizione fetale. Tuo figlio ha finalmente sviluppato le labbra, le palpebre, la schiena, le gambe e il nasino. Il battito cardiaco è più che raddoppiato e arriva a sfiorare i 150-170 bpm (circa il doppio di un adulto). Inoltre, il bebè inizia a esplorare l'ambiente circostante e compie dei minuscoli movimenti preparatori. *Non li potrai udire in assenza di ecografia, ma saranno un segnale di buona salute!*

E la mamma?

Nonostante ogni gravidanza sia diversa, il tuo fisico continua il proprio climax di trasformazioni costanti. L'affaticamento e la mancanza di concentrazione nel corso della giornata si sommano a picchi di nausea, spesso accompagnati da conati di vomito. In alcuni casi, i sintomi in questione si sommano a stitichezza, difficoltà a digerire, gonfiore, mal di testa saltuari e perdite vaginali biancastre. Il seno diventa più grosso, teso e dolorante. In alcuni casi, la donna potrebbe soffrire di mancamenti e capogiri per via di una pressione particolarmente bassa. Sul versante emotivo della gestazione, invece, la neo-mamma deve fare i conti con alti e bassi costanti. L'euforia della lieta notizia, viene lentamente processata in compagnia del partner e si trasforma spesso in paura, irrazionalità e una marcata voglia di scoppiare in lacrime per il minimo contrattempo. Guardandoti allo specchio potresti domandarti: *«c'è davvero un bimbo dentro di me?»*. La risposta è ovviamente affermativa, ma dovrai attendere le prime dilatazioni del ventre per superare il senso di irrealtà correlato all'avvenimento.

Il bambino nel terzo mese

Nona settimana. Entri di diritto nell'ultimo mese del primo trimestre di gestazione. L'embrione raggiunge la lunghezza di circa 3 centimetri (la dimensione di un'oliva, per intenderci). A maturare con ritmo incalzante è l'area della testa e il sistema cerebrale del nascituro che assumono una forma sempre più umana e riconoscibile tramite l'ecografia. Nel frattempo, i sottili fasci muscolari correlati alle braccia e alle gambe raggiungono la loro prima fase di crescita. *Tuttavia, dovrai attendere almeno un altro mese prima di essere deliziata dai pugni e dai calci del tuo piccolo ospite!* Il ginecologo ti ha consigliato di visitare il cuoricino del bebè? Allora non perderti l'occasione di udire il suo battito accelerato con l'apposito apparecchio Doppler. Scommetto che anche il tuo cuore e quello del tuo compagno prenderanno a battere all'impazzata!

Decima settimana. Il bebè raggiunge la mirabolante lunghezza di 4 centimetri e matura dal punto di vista osseo. Si formano infatti i primi abbozzi delle cartilagini e degli incavi degli arti superiori e inferiori. I gomiti sono già pieghevoli e i dentini da latte cominciano a spuntare sotto le gengive. Nel caso in cui fossi in attesa di un maschietto, i testicoli producono già testosterone al fine di velocizzare la formazione del futuro apparato genitale.

Undicesima settimana. L'embrione è lungo circa 5 centimetri e pesa 10 grammi. La crescita è correlata all'allungamento del torace. Anche la colonna vertebrale comincia progressivamente a distendersi all'interno dell'utero. Nelle ultime settimane di gestazione, il bimbo occuperà infatti quasi ogni centimetro del grembo materno e sarà pronto per *venire alla luce!* Nell'eventualità in cui fossi in dolce attesa di una principessina, in questa fase si svilupperanno anche le ovaie. Inoltre, mani e piedi sono ormai ben distinti. L'ecografia restituisce l'immagine di un *"bimbo in miniatura"* dotato di caratteristiche somatiche riconoscibili. *Non ci credi?* È possibile addirittura distinguere le narici, i capezzoli e la lingua di tuo figlio.

Dodicesima settimana. Mentre cominci la tua battaglia tutta al femminile contro le zip dei jeans che si ostinano a rimanere semiaperte, il bimbo continua il proprio percorso di sviluppo e maturazione. Pesa adesso 15 grammi e ha una lunghezza di circa 6,5 centimetri. Nell'oscurità del ventre materno si lavora senza sosta per accrescere i tessuti interni degli apparati. Sebbene siano tutti abbozzati, devono ancora essere completati e portati a pieno funzionamento. In aggiunta, il *mini* midollo osseo del bebè ha già cominciato a produrre i globuli bianchi: le sentinelle del sistema immunitario lo preserveranno dagli agenti patogeni del mondo esterno.

Tredicesima settimana. Siamo al termine del primo trimestre di gravidanza. Il bimbo ha raggiunto le dimensioni di 7,5 centimetri. Le cellule cerebrali continuano a crescere incessantemente, ma anche i tessuti e i fasci muscolari del suo corpicino hanno un gran daffare per arrivare alla piena maturazione. In questa settimana l'intestino si sposta in posizione definitiva, mentre le corde vocali assumono la loro forma originaria. *Insomma, sentirai riecheggiare i pianti del piccolo molto, molto presto!*

E la mamma?

In una fase precoce di gravidanza, le donne in dolce attesa continuano a fare i conti con i sintomi somatici innescati dal climax ormonale: spossatezza, nausea, vomito e addome (sempre) più gonfio. Altrettanto comune è l'aumento di volume della ghiandola mammaria. L'areola cambia colore e qualche *crampetto* saltuario non manca d'infastidire il riposino pomeridiano. Nonostante i piccoli-grandi acciacchi, non essere troppo esigente e dura con te stessa. Il corpo si adatta a questa nuova condizione attraverso un generale rallentamento delle funzioni somatiche: la digestione rallenta, il sistema immunitario si abbassa e il quantitativo di energie da destinare agli impegni della routine quotidiana viene dissipato a tempo di record. Di contro, il tuo cuore batte di più (e più velocemente), e anche i reni sono sotto stress. Ecco svelato il motivo per cui gli esperti sono concordi nell'affermare che il primo trimestre sia incentrato prevalentemente sulla fase di **adattamento** e di **cambiamento** della neo-mamma. Per queste ragioni, la regola numero 1 è ***assecondarti***. Riorganizzare la giornata in accordo ai nuovi ritmi del tuo corpo significa porre delle solide basi psicofisiche per i mesi a venire. Ricorda che la calma, il benessere e la salute corpo-mente proteggono il bimbo durante i nove mesi di gestazione.

Fai coincidere il rallentamento delle tue funzioni somatiche col rallentamento dei ritmi di vita.

Scoprirai che la lentezza è un toccasana *anche* per la mente. Potrai apprezzare le ore di solitudine passate a *tu per tu* con i pensieri che ti frullano per la testa, e avrai tempo per abituarti all'idea del cambiamento imminente. Per quanto le mie parole suonino banali, prenditi cura di te stessa e del bimbo che porti in grembo. Nel caso di dubbi o complicazioni, rivolgiti prontamente al medico, al ginecologo o all'ostetrica.

Il secondo trimestre

Tra accoglienza e consapevolezza della novità

È il più piacevole dei tre, nonché quello che consente di scrivere un nuovo capitolo del tuo *romanzo rosa*: mi riferisco al secondo trimestre di gravidanza, il periodo in cui la genitorialità della coppia viene metabolizzata sia fisicamente sia emotivamente. Come per magia, dopo tanti mesi di dubbi e perplessità, scopri finalmente il piacere di essere in dolce attesa. *Senti di essere una futura mamma alla prese col miracolo della vita!* Molte donne vivono i tre mesi in questione con una rinnovata energia; il pericolo di un aborto spontaneo è (quasi) del tutto superato, e anche l'utero aumenta di volume a tal punto da rendere la gravidanza palese a chiunque incontri il tuo cammino (o quello della tua compagna).

In aggiunta, la donna in dolce attesa sentirà i primi movimenti del bebè e inaugurerà una comunicazione ricca d'amore e di silenziosa complicità. In altri termini, verrai invasa dalla gioia e dall'euforia di aver superato indenne la prima parte del tuo viaggio, e anche il tuo partner avrà modo di calarsi maggiormente nella parte di futuro papà di supporto. Anche il legame che ti unisce all'embrione diventa via via simbiotico e affiatato; stabilisci nuovi rapporti di empatia e di accoglienza nei confronti del piccolino che scalpita per venire alla luce. I tuoi sentimenti cambiano e, con essi, anche l'immagine che hai di te stessa. I livelli di energia con i quali affronti la routine quotidiana aumentano gradualmente.

Tutte le volte in cui ti solleverai con balzo felino dal divano, sarà magari per fare una breve passeggiata nel tuo quartiere e non più per correre in bagno a causa di un improvviso stimolo a urinare! Le ghiandole mammarie continueranno ad aumentare di volume, mentre la pelle si farà più tesa e solida. Alcuni sintomi diventeranno un lontano (e spiacevole) ricordo. Mi riferisco alle nausee mattutine e ai frequenti conati di vomito, ma anche al senso di affaticamento cronico che aveva un impatto debilitante sulla resa mentale quotidiana.

Nel mio piccolo, ti consiglio caldamente di goderti le dirompenti energie del secondo trimestre di gravidanza. L'ultimo diventerà infatti un periodo di distacco e di "perdita", soprattutto della tua autonomia. Di conseguenza, non dimenticare di affrontare le settimane a venire a cuor leggero e di aiutare il tuo partner negli ultimi preparativi della cameretta. Anche un viaggetto di qualche giorno potrebbe favorire il tuo rilassamento, magari in una zona verde vicina alla tua città. Qualunque siano i tuoi desideri last-minute cerca di accontentarli e di viverli insieme alla tua dolce metà con complicità e intimità. *State procedendo sulla strada giusta, e vi meritate tutto l'amore del mondo.*

Il bambino nel quarto mese

Quattordicesima settimana. Dal secondo trimestre in poi, ogni embrione seguirà un ritmo di crescita *sui generis*; alcuni bimbi duplicheranno il proprio peso di settimana in settimana, mentre altri matureranno più lentamente. Nonostante le differenze siano molteplici, il percorso compiuto dall'embrione ha un risultato comune: la maturazione dei tessuti e il raggiungimento di uno stato di autonomia fisiologica. Da un punto di vista medico, il feto si ricopre della prima rada peluria (*lanugine*): capelli, sopracciglia e ciglia sono ancora incolori e nient'affatto permanenti. Contribuiscono a tenere il bebè al caldo all'interno dello spazio intrauterino e verranno cambiati quando l'accumulo di grasso sarà tale da provvedere in autonomia alla termoregolazione dell'organismo. Tuttavia, i bimbi nati prematuramente potrebbero essere ricoperti di lanugine fino all'attesissimo giorno del parto. Non preoccuparti, però: *il personale sanitario provvederà a consegnarti tuo figlio liscio e roseo!*

Quindicesima settimana. Il bimbo raggiunge la lunghezza approssimativa di 10 centimetri e un peso compreso tra i 50 e gli 80 grammi. La prossima volta che ti recherai al supermercato per fare scorta di frutta di stagione, prendi in mano un'arancia di medie dimensioni; il nascituro ha dimensioni analoghe. Il feto continua ad allungare la colonna vertebrale e a distendere i fasci muscolari per assumere una posizione meno compressa. Inoltre, le orecchie si sono finalmente localizzate ai lati del cranio – inizialmente si formano infatti sul collo – e anche gli occhietti trovano la loro giusta collocazione. Le dita delle mani e dei piedi si sono opportunamente formate; il bimbo ha energie a sufficienza per soddisfare il proprio istinto alla suzione, succhiandosi il pollice. Inoltre, tuo figlio ha tutte le carte in regola per respirare anche al di fuori dello spazio intrauterino. *Lui/lei è pronto per debuttare sul palcoscenico della vita!*

Sedicesima settimana. Il bimbo è in fase di *sprint*: raggiunge infatti il peso di circa 80-140 grammi e la lunghezza indicativa di 10-12 centimetri. In questa settimana, i grandi protagonisti della maturazione intrauterina sono i muscoli. Mancano pochissime settimane di attesa prima che tu possa cominciare a cogliere i primi movimenti fetali. Da un punto di vista somatico, il bebè si è trasformato in un *bimbo in miniatura* dalle fattezze sempre più angeliche: le orecchie, le ciglia, le sopracciglia, gli occhi e il nasino sono la versione mini di quelli di cui ti innamorerai il giorno del parto. In aggiunta, il nascituro diventa più sensibile agli stimoli provenienti dal mondo esterno; toccare, spingere o sfregare la tua pancia è motivo di movimenti bruschi. Non sei ancora in grado di udirli, ma il bebè è reattivo e comunica silenziosamente con te e con il futuro papà.

Diciassettesima settimana. Tuo figlio ha raggiunto le dimensioni di 12 centimetri x 140 grammi. E mentre la dilatazione del ventre ti dà del filo da torcere, anche l'adipe del bimbo si localizza in punti strategici per favorire la termoregolazione corporea. Tuttavia, l'ecografia restituisce l'immagine di un feto ancora magrolino e dalla pelle traslucida. Tra un movimento impercettibile e un'esplorazione del liquido amniotico, il bimbo comincia ad allenare la capacità di succhiare e deglutire. *Non vedrà l'ora di rafforzarsi post-partum grazie al tuo latte materno!* Nel frattempo, il battito cardiaco del bebè ha raggiunto il ritmo stabile di 140-150 bpm (il doppio di un cuore adulto).

E la mamma?

Tra sintomi che ti porterai dietro dai mesi precedenti e segnali nuovi di zecca, il quarto mese di gravidanza non passerà inosservato. Alcune manifestazioni somatiche tenderanno ad affievolirsi, altre a intensificarsi. E dal momento che ogni gestazione è un viaggio a sé, qui di seguito ti lascio una lista dei segnali somatici più comuni nel secondo trimestre di gravidanza. Non prenderli come precetti medici, ma come consigli e informazioni che ti permetteranno di affrontare gli alti e i bassi con la consapevolezza che è tutto nella norma.

Di conseguenza, sul piano fisico avrai elevate possibilità di provare stanchezza, bruciori di stomaco e difficoltà digestive, vertigini occasionali, emorroidi, gengive sensibili e/o tendenti a sanguinare, nonché un leggero gonfiore alle caviglie e ai piedi – *meno frequente è l'ingrossamento degli arti superiori.* Inoltre, il seno continuerà ad aumentare di volume, la nausea e il vomito cominceranno gradualmente a scomparire e il bisogno impellente di urinare diventerà un lontano ricordo (per la tua gioia). Sul piano emotivo non mancano sbalzi d'umore e la netta impressione di non avere più vestiti da indossare; i capi vecchi ti stanno stretti, ma non è ancora giunto il momento di fare shopping prémaman. In aggiunta, è assai comune avvertire un senso di nebbia mentale e di difficoltà a concentrarsi nei piccoli-grandi impegni della quotidianità. La stanchezza mentale è del tutto normale, così come l'aumento degli incidenti domestici. Se hai distrutto tazze, piatti e bicchieri a tempo di record perché gli oggetti ti scivolano dalle mani, *non preoccuparti*, non sei da sola! *Potrai modernizzare la tua cucina con un nuovo set di stoviglie dopo il parto.*

Il bambino nel quinto mese

Diciottesima settimana. Il bambino è immerso in un viaggio di maturazione che ha dell'incredibile: raggiunge infatti i 14 centimetri di lunghezza e un peso compreso tra i 140 e i 180 grammi. Mentre ti affanni nella tua routine quotidiana alla ricerca di un nuovo set di calzini in cotone o di una cameretta all-inclusive da destinare al bebè, il piccolo apprende una nuova abilità: sbadiglia e singhiozza. Altrettanto straordinaria è la formazione delle impronte digitali sulle dita delle manine e dei piedini.

Diciannovesima settimana. Il feto dovrebbe seguire la propria tabella di marcia e superare i 15 centimetri di lunghezza e il peso indicativo di 200 grammi. In aggiunta, il piccolino fa esperienza dei primi movimenti intrauterini all'interno di una sostanza viscosa e appiccicosa, molto simile a qualche varietà di formaggio spalmabile. Mi riferisco alla **vernice caseosa** che riveste la cute del bimbo. Quest'ultima ha il compito di proteggere la pelle iper-sensibile del nascituro dalle sostanze acide contenute nel tuo liquido amniotico – lo stesso che modifica la propria *"conformazione"* a seconda della dieta seguita in gravidanza. Nel caso in cui il bimbo fosse sprovvisto di vernice caseosa, avrebbe un aspetto rugoso e rinsecchito alla nascita. Il rivestimento in questione viene progressivamente debellato nelle ultime settimane di gestazione affinché tuo figlio venga alla luce con una cute morbida e delicata. *Interessante, no?*

Ventesima settimana. È tutto vero: hai superato la prima metà del viaggio alla scoperta della maternità e della genitorialità. Il bebè ha raggiunto le dimensioni di un melone baby (280 grammi per 15 centimetri circa). Le mamme e i papà in dolce attesa stanno inoltre per scoprire... *il sesso del nascituro! Sarà un maschietto o una femminuccia?* È questa l'occasione – se lo desideri – di organizzare un breve ricevimento in compagnia dei parenti e degli amici più stretti. Indipendentemente dal confettino rosa o celeste che si sviluppa dentro di te, sappi anche che il bambino inizia a sbizzarrirsi: scalcia, si rigira, tira qualche pugno o una gomitata saltuaria e, in alcuni casi, impara persino a fare le capriole nella *"piscina amniotica"* a sua disposizione.

Ventunesima settimana. La proliferazione cellulare permette al bimbo di raggiungere i 26 centimetri di lunghezza e un peso indicativo di 300-500 grammi. In aggiunta, l'alimentazione della neo-mamma diventa importantissima in questa fase: il liquido amniotico, infatti, si trasforma di giorno in giorno a seconda delle prelibatezze che porti in tavola. Potrebbe addolcirsi nel caso tu abbia mangiato una sofficissima torta fatta in casa, ma anche diventare più salato o piccante in caso di un pasto *spicy!* Che tu lo voglia o no, il piccolo ospite non potrà fare a meno di comunicare a suon di singhiozzi e di calci ben assestati se il liquido amniotico ingerito quotidianamente sia stato di suo gradimento (oppure no). Dopotutto, le cellule neuronali si sono connesse tra loro, mentre la cartilagine corporea si solidifica in ossa. I movimenti saranno quindi più potenti e coordinati, nonché avvertibili distintamente.

Ventiduesima settimana. Con una lunghezza di circa 28 centimetri e un peso complessivo di 500 grammi, tuo figlio è (quasi) del tutto autonomo. Nei giorni a seguire dovrà perfezionare i sensi (vista, udito, tatto, olfatto e gusto), ma ha tutte le carte in regola per riuscire nell'intento. Da un lato, infatti, si appoggia al tuo cordone ombelicale per fare pratica e, dall'altro, solleva lentamente le palpebre per abituarsi alla condizione di semioscurità del ventre. Per farti capire, nel caso in cui dovessi puntare la torcia del tuo smartphone in direzione del pancione, potresti avvertire i movimenti del piccolo – *probabilmente per schermarsi da una fonte di luce troppo fastidiosa, quindi non farlo!* Tra i suoni che avverte e ai quali si abitua gradualmente, invece, non posso che citare la tua voce e quella del tuo partner. Ricorda di abbassare la suoneria dello smartphone e il volume della TV per non disturbare il pisolino serale del bebè con qualche sparatoria poliziesca su Netflix!

E la mamma?

L'incremento di energia e la voglia di goderti le belle giornate all'aria aperta testimoniano l'adattamento dell'organismo alla tua condizione di futura genitrice.

Tra i tanti *"sintomi del quinto mese"* con i quali farai i conti, invece: aumento delle secrezioni bianche vaginali, possibili crampi alle gambe (soprattutto nelle ore notturne), vene varicose, mal di schiena, vertigini occasionali, stitichezza ed emorroidi, nonché una percezione d'indolenzimento nella parte bassa del ventre in prossimità dei due fianchi. Il motivo è da rintracciare nella dilatazione dell'utero e ha una radice del tutto fisiologica, *non temere*. Sul piano emotivo, la futura mamma dovrebbe maturare un maggior senso di responsabilità e di consapevolezza nei riguardi della propria condizione. Gli sbalzi d'umore tendono a diminuire, e la complicità col proprio partner si trasforma in un'àncora di salvataggio a cui aggrapparsi nei momenti più delicati e tesi della gestazione (ecografie, visite ematiche e intimità di coppia). Certo, non mancherà qualche sbadataggine di troppo. Se senti di avere la "testa tra le nuvole" prenditi del tempo libero per te stessa e impara a ricaricare le energie anche mentalmente ed emotivamente. *Stai andando forte!*

Il bambino nel sesto mese

Ventitreesima settimana. Quando potrai – o per meglio dire, potrete – soffiare sulle candeline del sesto mese di gravidanza, il bambino avrà raggiunto la lunghezza approssimativa di 28 centimetri e un peso non superiore ai 500 grammi. Il motivo è da rintracciare nei ridotti accumuli di grasso corporeo; lo strato epiteliale del bebè è sottile e traslucido, motivo per cui la sua pelle è un po' cadente in questa fase di sviluppo. In altri termini, gli organi e le ossa sono ancora visibili attraverso l'ecografia e permettono al medico-ginecologo di valutare lo stato di salute del bebè. *A proposito, stai seguendo a menadito gli esami e le visite di routine?*

Ventiquattresima settimana. Il feto (ri)comincia a prendere peso e raggiunge i 600 grammi x 30 centimetri di lunghezza. In questa settimana, il bebè ha le dimensioni (ma non la forma) di una pannocchia da sgranocchiare! L'incremento di peso procede di circa 170 grammi alla settimana, motivo per cui l'aumento di adipe è tangibile. Inoltre, il faccino del bebè è quasi del tutto sviluppato. La peluria è ancora bianca e priva di pigmento.

Venticinquesima settimana. Con 33 centimetri di lunghezza e un peso di 680 grammi, il feto continua la propria esperienza di sviluppo. Ma con un'importante novità: i capillari sottocutanei si riempiono di sangue, mentre i polmoni si preparano a prendere la prima boccata d'aria fresca. Certo, il bimbo non è ancora in grado di effettuare cicli respiratori in autonomia - l'ossigeno, infatti, non riuscirebbe a entrare in circolo e a esser rilasciato sottoforma di anidride carbonica – ma le narici e le piccole sacche polmonari sono in costante mutamento affinché raggiungano il massimo dell'efficienza nelle settimane a seguire.

Ventiseiesima settimana. Il feto ha tagliato il traguardo dei 900 grammi di peso e ha una lunghezza approssimativa di 35 centimetri. I suoi occhietti si aprono in maniera più definita, nonostante l'iride dell'occhio non sia ancora pigmentata (proprio come la peluria prenatale). Il bebè è in grado di guardarsi attorno e di vedere lo spazio immerso nella semioscurità in cui si trova. Gli altri sensi si perfezionano e l'udito rimane il collegamento dominante tra il mondo intrauterino e quello esterno; in caso di rumori forti, il piccolo sobbalza e si spaventa. *Mi raccomando, tieni sotto controllo eventuali parenti dalla voce forte e possente!*

Ventisettesima settimana. Prima di scoprire l'evoluzione prenatale di questa settimana, tieni bene a mente che il bimbo viene misurato adesso in maniera differente: non più, quindi, dalla sommità del capo al sederino, ma finalmente dalla testa ai piedi. Ha inoltre raggiunto (e superato) i 900 grammi di peso e una lunghezza indicativa di 37 centimetri. Tra le curiosità che ti interesserà sapere spicca quella secondo cui lui/lei ha un numero di papille gustative superiore rispetto a quello definitivo (post-parto). Di conseguenza, ogni variazione nella tua dieta potrebbe innescare una reazione diversa. Apprezzamento o disgusto? *Sta a te stabilirlo!*

E la mamma?

Il sesto mese prosegue dolcemente tra (molte) visite ginecologiche e qualche momento di relax tra le quattro mura domestiche. In alcuni casi verrai invasa da un appetito incontenibile e dalla voglia di mangiare chissà quale prelibatezza assaggiata da bambina – *o magari in vacanza, in una destinazione esotica e irraggiungibile!* In aggiunta, potresti avvertire mal di testa occasionali nella zona occipitale, vertigini e capogiri, emorroidi, prurito all'addome, difficoltà digestive e ombelico sporgente. Quest'ultimo tornerà in posizione dopo il parto ed è del tutto fisiologico; nel caso in cui volessi nasconderlo, recati in farmacia e acquista degli appositi cerotti o delle sottilissime garze che maschereranno la protuberanza.

Il terzo trimestre
Tra distacco e preparazione alla nascita

D alla ventottesima settimana di gravidanza in poi si entra nell'ultimo, emozionante trimestre. È questo il periodo in cui la futura mamma e il futuro papà si preparano ad accogliere il bambino. E mentre la neo-genitrice si adatta progressivamente alle trasformazioni somatiche, il partner si preoccupa di acquistare tutto il necessario per il ricovero in ospedale e per il successivo ritorno a casa. L'inevitabile stanchezza dei nove mesi può essere percepita come un limite – soprattutto se la tua maternità ha subito alti e bassi. Da un punto di vista emotivo, può farsi strada il cosiddetto *"istinto di nidificazione"* – ovvero l'ossessione di dover preparare ogni elemento nei minimi dettagli prima di affrontare il giorno del parto. Il motivo è da rintracciare nell'imminente separazione: la vita simbiotica intrauterina è destinata a trasformarsi in una relazione *corpo a corpo, pelle a pelle*. Il bimbo assume inoltre una connotazione reale e tangibile, non più quella fantasiosa idealizzata dai neo-genitori. Ecco, dunque, che una nuova paura – questa volta dell'ignoto – si fa strada nell'animo della coppia. Per superare il timore di diventare madri e padri puoi servirti di vari strumenti: l'informazione è il jolly che ti permetterà di essere responsabile e preparato; una chiacchierata con parenti e amici di vecchia data potrà tirarti su il morale; una visita dall'ostetrica ti consentirà di scoprire che i tuoi sentimenti sono normali. Anzi. Senza una buona dose di adrenalina e di tensione, la gravidanza non avrebbe quel sapore dolce e meraviglioso che permane nei ricordi anche dopo anni di convivenza e di vita familiare. Il lungo viaggio che hai compiuto in compagnia dei tuoi cari si concluderà naturalmente con il travaglio prima, col parto poi. A tenerti occupata saranno le visite di controllo e gli esami prescritti dal ginecologo, l'acquisto degli oggettini *must-have* in ospedale e l'emozione indescrivibile dell'ultima ecografia. *Tutto è pronto per il tuo bimbo!*

Il bambino nel settimo mese

Ventottesima settimana. Il bebè ha raggiunto la (modica?) lunghezza di 38 centimetri e pesa indicativamente 1 kg. Tra le tante curiosità della settimana, non posso che citare il movimento delle palpebre. L'ennesima skill che si aggiunge al bagaglio di movimenti somatici del piccolo: deglutire, succhiare, stringere, singhiozzare e respirare. In aggiunta, studi recenti hanno dimostrato quanto l'attività onirica infantile compaia già all'interno dello spazio intrauterino; il piccolo raggiunge la fase REM e possiede un cervello in grado di fantasticare. I polmoni sono quasi del tutto maturi. *Tuttavia, la strada da compiere è ancora lunga!*

Ventinovesima settimana. Il peso e l'altezza del bimbo oscillano rispettivamente intorno ai 1,25 kg e ai 39 centimetri. Le dimensioni sono destinate ad aumentare ulteriormente nelle prossime settimane. Da un lato, infatti, la lunghezza del bebè resterà più o meno la stessa (raggiungerà al massimo i 45 centimetri circa) e, dall'altro, il peso raddoppierà o triplicherà in virtù dei depositi di adipe. Inoltre, la distensione uterina è quasi giunta al termine della propria espansione. Lo spazio diminuisce e il bimbo ti tiene sveglia con calci e gomitate vigorose.

Trentesima settimana. Lungo 40 centimetri e dal peso di 1,35 kg circa, il feto continua a crescere giorno dopo giorno *(proprio come il tuo adorabile pancione!)*. Non da meno è l'evoluzione cerebrale del nascituro che si predispone ad accogliere gli stimoli provenienti dall'ambiente extrauterino e a favorire l'adattamento *step by step*. In aggiunta, il cervello assume da questa settimana in poi i caratteristici solchi che lo fanno somigliare a un enorme noce; questi ultimi favoriranno l'ampliamento dei tessuto neuronale e la creazione di nuove connessioni sinaptiche. Come se non bastasse, la componente nervosa è ora in grado di regolare la temperatura basale del piccolo anche al di fuori della tua pancia.

Trentunesima settimana. Il feto ha raggiunto il peso approssimativo di 1,3 kg e la lunghezza di oltre 40 centimetri. In ogni caso, non mi stancherò mai di ripetere che potrebbero esserci notevoli differenze di dimensioni tra un bimbo e l'altro. Sul piano fisiologico, il bebè è in grado di recepire e processare i (pochi) stimoli che lo raggiungono all'interno dello spazio intrauterino; elabora le informazioni del liquido amniotico – *è dolce o salato?* – recepisce la luce solare e percepisce i segnali uditivi con maggiore chiarezza. Il sonno e le fasi REM si stabilizzano sempre di più, motivo per cui calci e ginocchiate di assestamento saranno una prerogativa di determinati momenti della giornata. *Capirai facilmente se il bimbo è sveglio o sonnecchia amabilmente!*

E la mamma?

Dal punto di vista fisiologico, l'utero sale indicativamente a 28 centimetri dall'osso pubico. Per quanto possa sembrarti impossibile immaginare un ulteriore ingrandimento del pancione, ricorda che ti aspettano altre otto settimane di gestazione (giorno più, giorno meno) e che la dilatazione del ventre non è ancora finita. Tra i sintomi più comuni: aumento delle perdite biancastre vaginali, stanchezza, congestione nasale, capogiri occasionali (soprattutto quando ti alzi di scatto dal divano o dal letto), respiro pesante (in particolar modo di notte), vene varicose, mal di schiena, crampi e gengive sensibili. Alcune neo-mamme fanno esperienza anche di fitte inguinali e difficoltà a prendere sonno. In altri casi potresti percepire delle tensioni addominali di circa 30-60 secondi che prendono il nome di **contrazioni Braxton-Hicks**. Queste ultime rientrano nelle categorie degli *spasmi isolati* (ovvero non ritmici) e sono conosciuti come *"falsi* *dolori di travaglio"*. Il fenomeno in oggetto è del tutto fisiologico e ha il vantaggio di prepararti all'esperienza del parto.

Come accennato nelle pagine precedenti, la componente emotiva dei futuri genitori vive in questo mese un periodo di appianamento. *Il bambino è in arrivo!* La consapevolezza ingenera un ciclo di apprensione e di euforia senza precedenti! Nei panni di futura mamma potresti avere difficoltà a concentrarti nelle piccole attività quotidiane. Inoltre, la stanchezza accumulata nei mesi precedenti potrebbe ingenerare un senso di leggera frustrazione nei confronti della tua condizione d'attesa. Parlane col partner e ritagliatevi del tempo di qualità da trascorrere in intimità: *ti aiuterà a distrarti e a ricaricare le energie mentali!*

Il bambino nell'ottavo mese

Trentaduesima settimana. All'inizio della settimana il bebè raggiunge la lunghezza di 38-43 centimetri e il peso di circa 1,6-1,8 kg. E mentre tu ti dai un gran daffare per acquistare il corredino e spuntare dalla lista del parto gli oggetti *must-have*, il piccolo continua ad allenare le abilità base della sopravvivenza extrauterina: deglutire, respirare, singhiozzare, ciucciare e stringere. Anche la sua pelle non è più traslucida ma opaca per via dell'accumulo di adipe.

Trentatreesima settimana. Se ti senti sempre più gonfia e tondeggiante... *è del tutto normale!* Il bambino cresce di circa 250 grammi alla settimana e supera rapidamente i 2 kg circa. In aggiunta, i calci e i movimenti esplorativi potrebbero cominciare a esser un po' dolorosi. Il motivo è da rintracciare nel (poco) spazio intrauterino. Il liquido amniotico diminuisce e non "attutisce" l'attività prenatale del bebè. Inoltre, gli anticorpi della mamma raggiungono il nascituro e gli permettono di sopravvivere con successo nelle delicatissime giornate *post-partum. Il miracolo della vita è più tangibile che mai!*

Trentaquattresima settimana. Con una lunghezza di circa 46 centimetri e un peso attorno ai 2-2,20 kg, il bimbo ha tutte le carte in regola per compiere l'ultimo sprint prima del traguardo! Nel caso in cui tu sia in dolce attesa di un maschietto, questo è il momento in cui i testicoli scenderanno dall'addome allo scroto. Nel caso in cui ciò non dovesse avvenire per tempo non farti prendere dal panico: lo spostamento avviene quasi sempre in maniera naturale durante i primi 12 mesi di vita fuori dal pancione materno.

Trentacinquesima settimana. Da questa settimana in poi il bebè ha finalmente raggiunto la sua lunghezza semi-definitiva (intorno ai 46 centimetri circa). D'altro canto, il suo peso continua ad aumentare considerevolmente raggiungendo i 2,4 kg circa. Anche le cellule del cervello prendono a moltiplicarsi giorno dopo giorno; il peso più accentuato della testolina favorirà la rotazione del bebè verso il basso. Il vantaggio? Nel caso in cui fossi così fortunata da partorire per prima il capo di tuo figlio, il parto avverrà in maniera molto più agevole. Inoltre, ti ricordo che lo scheletro cranico del bimbo è ancora molle e potrà comprimersi con facilità all'interno del canale uterino.

E la mamma?

Nelle ultime settimane di gestazione il tuo utero è salito a circa 38 centimetri dall'osso pubico. L'attività fetale diventa parte della routine quotidiana, motivo per cui il rapporto simbiotico tra te e il neonato si trasformerà in una piacevole abitudine. Tra i sintomi somatici più comuni: aumento della secrezione biancastra vaginale, crampi alle gambe, prurito all'addome, ombelico sporgente, mal di schiena, mal di testa occasionali, congestione nasale, stitichezza ed emorroidi, nonché un lieve ingrossamento dei piedi e delle caviglie. Le contrazioni di Braxton-Hicks potrebbero incrementare considerevolmente, motivo per cui ti suggerisco di metterti in contatto col tuo medico-ginecologo per trovare rimedi naturali adatti alla tua specifica condizione. I seni continuano ad aumentare di volume e si preparano ad allattare il piccolo. Per questo motivo potrebbe capitare di perdere occasionalmente del colostro *(il primo latte).*

Il bambino nel nono mese

Trentaseiesima settimana. È il momento più atteso, quello su cui fantastichi da prima del concepimento. Tu e il tuo partner siete pronti per stringere tra le vostre braccia il nascituro, portarlo a casa con voi e trasformarlo nel centro del vostro mondo, della vostra famiglia. Da un punto di vista fisiologico, il bebè ha raggiunto un peso approssimativo di 2,7 kg e una dimensione di 46-48 centimetri. Quest'ultima si manterrà stabile fino al giorno del parto. Inoltre, i sistemi vitali del feto lavorano in completa autonomia (cardiaco e respiratorio *in primis*). Il sistema digerente – seppur formato – non è ancora funzionante. Tutto procede per il meglio e il cordone ombelicale rimane il fulcro dell'alimentazione infantile. Quando il piccolo succhierà il latte dal seno vivrà anche l'esperienza della prima pupù (liquida). *È da quell'istante in poi che dovrai correre ai ripari con tanti, tantissimi pannolini!*

Trentasettesima settimana. Puoi tirare un sospiro di sollievo: anche nel caso in cui il bimbo nascesse prematuramente tra la trentasettesima e la trentottesima settimana di gestazione verrebbe considerato autosufficiente e maturo. In alcuni casi, il piccolo continua a guadagnare peso e raggiunge (o supera abbondantemente) il traguardo dei 3 kg. Il motivo è da rintracciare nell'accumulo di grassi nelle aree dei gomiti, delle braccia, delle spalle e del collo. E non credere che tuo figlio si annoi *solo soletto* nel tuo utero. È piuttosto intento a succhiare il pollice, a scalciare, a deglutire e a singhiozzare. In questo modo allena i polmoni che respireranno di qui a breve la primissima boccata d'aria!

Trentottesima settimana. Il bebè ha raggiunto i 50 centimetri di lunghezza e i 3,3 kg di peso. Ti ricordo ancora una volta che queste stime sono approssimative, cioè desunte dall'esperienza statistica dei medici e dei ricercatori. Una cosa è certa, però: il piccolo si sta preparando a venire al mondo. La vernice caseosa comincia a dissiparsi e la peluria originaria (la lanugine) scompare a vista d'occhio.

Trentanovesima settimana. Il peso e le dimensioni del bimbo restano contenuti. Ciò è un vantaggio per il tuo ventre e per la schiena (ormai molto dolorante). Tuttavia, non cadere nell'errore di credere che lo sviluppo sia ormai concluso. Il cervello continua a crescere a un ritmo straordinario e continuerà a plasmarsi anche nei primi tre anni di vita di tuo figlio. Anche la cute si prepara a pigmentarsi, così come i capelli e le sopracciglia. In alcuni casi la testa del bebè potrebbe essersi già collocata in posizione di parto. Lo spostamento in questione è una vera e propria fortuna perché ti permetterà di respirare più facilmente e di dire *bye bye* ai bruciori di stomaco a cui ti sarai ormai abituata.

Quarantesima settimana. *Tutto è pronto per il grande giorno!* Qualunque siano le dimensioni evidenziate nell'ultima ecografia *pre-partum*, il bimbo è considerato autonomo al 100%. Quando stringerai il bebè tra le tue braccia, potresti avere l'impressione che lui/lei sia ancora in posizione fetale. Questo è del tutto normale dopo nove mesi trascorsi all'interno dell'ambiente intrauterino: la distensione della schiena e della colonna vertebrale richiede tempo e un pizzico di costanza. *Un altro consiglio: nel momento in cui sarai pelle a pelle con il bebè, non dimenticare di salutarlo e di fargli/le sentire la tua voce.* Per quanto possa sembrarti incredibile, tuo figlio è già in grado di riconoscere i suoni familiari. In alternativa, qualora il piccolo si facesse attendere, non farti prendere dal panico e sappi che sei in buona compagnia: *il 40% delle gestanti supera la 40a settimana e partorisce entro la 42a.*

E la mamma?

Per scoprirlo, ho scritto un capitolo dedicato all'esperienza memorabile e commovente del nono mese di gestazione.

Capitolo Bonus #3 – Il travaglio

La fine di un lungo viaggio d'amore

Il lungo viaggio della maternità volge al termine.

Dopo settimane di mutamenti fisici e di montagne russe emotive, il bimbo è pronto a prendere la sua prima boccata d'aria fresca. È questa la fase più delicata e temuta dai futuri genitori: *il travaglio*. Nel giro di pochi minuti, il bebè dovrà mettere in pratica le abilità allenate nel mondo intrauterino: respirare e deglutire la saliva, fare i conti con la luce accecante della sala parto, fare esperienza per la prima volta del freddo e del caldo, nonché del contatto con i tessuti o con la pelle della mamma e del papà. Nonostante il miracolo della nascita si reiteri instancabilmente da milioni di anni, non è meno sorprendente; *non si può restare indifferenti dinanzi agli sforzi del nascituro.* Se mi chiedessero di descrivere l'esperienza del travaglio e l'avventura del parto con una sola parola, questa sarebbe *preparazione*. Sì, perché così come la paura dell'ignoto ci spinge a evitare rischi inimmaginabili, così le contrazioni e la rottura delle acque esercitano su di noi un'influenza negativa... *in mancanza delle giuste informazioni.*

Ecco svelato il motivo per cui la preparazione fisica e mentale è un vero salvavita. I medici e il personale sanitario sono soliti suddividere il travaglio in tre macro-categorie – le quali corrispondono ai tempi di uscita del feto: l'apertura del collo dell'utero, il parto e infine l'espulsione della placenta – anche nota come "*secondo parto*".

Ora, immagina il collo dell'utero come le porte di un cancello automatico. Sì, uno di quelli azionati a distanza da un piccolo telecomando. Le porte si aprono gradualmente prima di consentire alla macchina di rientrare e di parcheggiare. E così, anche il collo dell'utero necessita di svariate ore per ridurre il proprio spessore, ammorbidirsi e permettere il passaggio del bimbo. *La vera difficoltà nel partorire, dopotutto, è proprio questa!*

Quando i medici usano la parola *travaglio,* si riferiscono dunque all'apertura graduale del collo dell'utero che avviene nell'istante in cui il bimbo già spinge impazientemente. Il fenomeno in questione viene percepito sia sotto forma di tensione emotiva sia di dolore fisico. La neo-mamma è spesso chiamata ad assecondare l'attività dell'utero con i propri movimenti al fine di velocizzare l'espulsione del bimbo. Tuttavia, è molto utile mettersi nelle mani di un team sanitario che insegni l'importanza dell'attesa. Soltanto così eviterai di accorciare i tempi e di provocare, nel frattempo, ulteriori complicazioni. Quando il tuo utero è completamente dilatato, allora potrai passare alla fase del parto vero e proprio. La fuoriuscita del bimbo sarà infatti agevole, e tu potrai finalmente stringere il frutto del tuo amore tra le tue braccia. *È soltanto questione di tempo, di preparazione e di pazienza!*

La domanda sorge, dunque, spontanea: *cosa innesca il travaglio? Quali sono i segnali di un parto alle porte?* Per rispondere a queste (e ad altre) domande, è molto importante dare uno sguardo all'interno del tuo pancione per comprendere quali sfide affronta il bebè alle prese con gli ultimi preparativi. Certo, non esistono regole fisse. Mi auguro comunque che la lettura delle prossime pagine ti aiuti a essere più consapevole e accorta in merito alle trasformazioni del tuo organismo.

Tra i segnali più indicativi:

- **La perdita del tappo mucoso**. Potrebbe capitarti di ritrovarlo sulle tue mutandine, oppure di non accorgerti affatto della sua espulsione. Quest'ultimo ha l'aspetto di una perdita gelatinosa e biancastra molto più intensa di quelle a cui sei abituata. In aggiunta, potrebbe essere striato di espulsioni ematiche (di colore rosso acceso o marroncino). La consistenza è paragonabile a quella della parte bianca dell'uovo. Non allarmarti e non recarti immediatamente in ospedale. Il mio consiglio è di informare il tuo ginecologo-medico di fiducia e restare in attesa.

- **I dolori saranno via via crescenti**. Ricordi i dolori mestruali pre-gravidanza? Sentirai un senso di compressione situato nella zona lombare (la parte bassa della schiena) e fitte all'interno della vagina. L'attività uterina è dunque cominciata e sei pronta per prendere la valigia e recarti in ospedale.

- La stragrande maggioranza delle donne – e io non ho fatto eccezione – sono colpite da forti **disturbi intestinali**. Non è raro il manifestarsi di vomito, nausea ed episodi di diarrea alcuni giorni prima del parto vero e proprio. Il motivo è da rintracciare nell'instancabile lavorio degli ormoni che si dedicano alla "pulizia" del tratto gastrointestinale.

- **Le contrazioni** sono diverse da donna a donna. In alcuni casi potrebbero manifestarsi fin da subito in maniera molto intensa, in altri in modo talmente fievole da consentire alla donna di continuare le attività quotidiane. In aggiunta, è possibile percepirle sia distanziate le une dalle altre, sia ravvicinate (con cadenza di circa 10/15 minuti). Presta la massima attenzione al loro ritmo: quando diventeranno più forti, intense e lunghe entrerai nella fase di **travaglio attivo**. Il feeling è lo stesso di una fascia elastica che stringe all'altezza del bacino e si allenta progressivamente. Da un punto di vista fisiologico, inoltre, la contrazione ha l'andamento di un'onda: inizia a palesarsi, cresce d'intensità, raggiunge il climax e decresce. Il vantaggio? Le pause tra una contrazione e l'altra sono l'occasione di riposare e di tirare un sospiro di sollievo. Come per magia, infatti, il corpo si rilasserà e tu non sentirai nessun dolore secondario. Recupera le energie e alzati dal letto per fare due passi. Non sei malata; *un po' di attività fisica risveglia i muscoli e fa miracoli!* Sul versante medico, la prima fase del travaglio è caratterizzata dai *prodromi* – contrazioni irregolari e istantanee che possono durare a lungo. Nel caso in cui i movimenti uterini dovessero scomparire, non ti scoraggiare e cogli l'occasione di schiacciare un pisolino rigenerante. *È tutto sotto controllo!*

- **La rottura delle membrane** favorisce la perdita del liquido amniotico (anche in mancanza di contrazioni). Nel caso in cui la membrana dovesse rompersi prima del travaglio e del ricovero ospedaliero, non farti prendere dal panico. *Il fenomeno non è affatto evidente e "teatralizzato" come siamo abituati a vedere nei film!* La perdita è piuttosto lenta e graduale; se senti l'intimo bagnarsi in maniera sempre più intensa, controlla che il liquido sia chiaro e recati per un controllo al pronto soccorso vicino a te. Nella stragrande maggioranza dei casi, infatti, la rottura delle membrane avviene quando sei già nel bel mezzo della fase espulsiva del bebè.

Sintomi a parte, il travaglio veicola una forte tensione (anche) emotiva. Qualche settimana prima della pubblicazione del libro che stringi tra le mani, una carissima amica mi chiede: «*Cosa può aiutarmi durante la fase del parto? Hai qualche consiglio da darmi?*». In primo luogo, prendi in considerazione l'idea di metabolizzare il momento del **distacco** <u>in maniera graduale</u>. Ogni gravidanza è infatti la storia di una simbiosi. Tuttavia, ogni cosa è destinata a concretizzarsi in maniera nuova alla nascita di tuo figlio. Il travaglio è uno spartiacque tra la comunicazione silenziosa e intima *mamma-feto* e la venuta al mondo del bebè. Proprio per questo motivo è importante ragionare in termini di separazione, di autonomia e di contatto pelle-pelle. Per quanto concerne il famigerato dolore provato in sala parto, proviamo a fare chiarezza. È inutile negarlo, innanzitutto: lo stress e la tensione fisica sono inevitabili, ma tutte le donne dispongono di alcuni assi nella manica per controllare le reazioni fisiologiche dell'organismo.

Di conseguenza, per affrontare le contrazioni del travaglio nella maniera più serena possibile:

- **Bevi molta acqua**. L'idratazione ha una funzione rigenerante e aiuta l'espulsione delle scorie e delle tossine. Il vantaggio è tangibile per te e per il piccolo che scalpita per uscire.

- Se il tuo travaglio inizia nelle **ore serali o notturne** imponiti di distenderti e di riposare tra una contrazione e l'altra. La spossatezza e lo sfinimento fisico hanno un impatto negativo anche sulla tua condizione mentale. *Prenditi cura di te stessa!*

- Se il tuo travaglio inizia nelle **ore diurne** procedi con le tue attività quotidiane fino a quando riesci a contenere il dolore e a gestire i movimenti uterini. Potresti fare una piccola passeggiata all'aria aperta (sempre accompagnata). *Non esagerare, ma sii attiva!*

- **Mangia uno snack** leggero ma ricco di calorie.

- **Urina spesso** in modo tale da svuotare la vescica e fornire spazio extra al bimbo**.**

- **Rilassati, ascolta una playlist di musica o leggi un libro.** Il mio consiglio è di non ostacolare in nessun modo un organismo in fase di distensione, trasformazione e stress. Se non riesci a mantenere la calma, siediti in disparte e fai dei respiri lenti e profondi. Concentrati soltanto sul soffio caldo che entra ed esce dai tuoi polmoni, chiudi gli occhi e svuota la mente.

- Nel caso in cui il travaglio iniziasse di giorno e continuasse anche di notte, fai una **colazione** leggera e nutriente (anche se dovessero essere le quattro del mattino). Avrai bisogno di energie nelle ore a seguire!

- Discuti col tuo medico curante della **TENS**. Quest'ultima è una tecnica poco nota in Italia ma già utilizzata da anni in altri Paesi europei (e non solo); consiste nell'impiego di corrente elettrica a bassissimo voltaggio mediante elettrodi applicati alla cute al fine di lenire il dolore del parto (e di altre patologie particolarmente invalidanti). La pratica in questione non è a oggi disponibile negli ospedali pubblici, ma viene eseguita da cliniche private. Parlane con il personale sanitario a conoscenza della tua anamnesi per valutarne i benefici.

- Infine, non sottovalutare **l'importanza della posizione**. Ti verrà più volte suggerito di seguire il tuo istinto e di ascoltare i messaggi somatici inviati dall'organismo. Nel momento in cui l'onda della contrazione avanza, rilassa i muscoli e focalizzati sul tuo corpo. Immagina di galleggiare sulle acque tiepide di un mare o di un lago. Sei leggera e delicata come una piuma. Passa ora a rilassare i muscoli del perineo, siediti con le gambe leggermente divaricate (magari puoi sedere al contrario su una sedia per avere un appoggio di fronte a te) e sposta il busto leggermente in avanti. In alternativa, la posizione carponi o a quattro zampe è una valida alternativa per il dolore che coinvolge soprattutto l'area lombare e la schiena.

Mia cara, ricorda che il travaglio non ha nulla a che vedere con una gara che prevede vincitori e vinti. Il dolore fisiologico delle contrazioni si alterna a pause di circa tre minuti. Queste ultime sono importantissime per favorire il rilassamento della madre e l'espulsione del bimbo. Ricorda che ogni istante di tensione e di dolore ti avvicina al piccolo che presto terrai tra le tue braccia. E nel caso in cui fossi in difficoltà, non dimenticare di chiedere la somministrazione di un'epidurale. La scelta di un'anestesia non ti renderà né meno madre né meno donna.

Buona fortuna e che sia un momento meraviglioso!

Quando la gravidanza è a rischio

Alta pressione, mal di testa e dolori addominali sono disturbi comuni in gravidanza; raramente sfociano in complicazioni per il feto, e ancor più raramente impongono di chiamare il medico di fiducia o di recarsi in Pronto Soccorso. Tuttavia, se ti è già stata diagnosticata una complicazione critica e la salute del bimbo è a rischio, in questo capitolo trovi sia suggerimenti medici sia consigli emotivi per mantenere la calma e fare il possibile per garantire al piccolino le più elevate chance di nascere in salute.

Nel caso in cui i nove mesi di gestazione procedano speditamente e senza problemi all'orizzonte, ti consiglio di saltare le prossime pagine e di approfondire la sezione numero 3 del manuale che stringi tra le mani (allattamento e ritorno a casa). Il motivo? Per quanto la preparazione e la conoscenza siano *fon-da-men-ta-li*, queste ultime richiedono un'esigenza reale alla base. Se ti senti bene e il bimbo cresce secondo la tabella di marcia, le informazioni seguenti potrebbero essere causa di ansia e stress immotivati. Non riempirti la testa di inutili preoccupazioni e scopri ciò che ti aspetta quando tuo figlio ha finalmente visto la luce!

Di contro, se una complicazione pre-parto rischia di trasformarsi in un rischio tangibile per il piccolo che porti in grembo, cerca assistenza sia medica che psicologica presso lo sportello maternità dell'ospedale pubblico più vicino a te. Per questioni editoriali, mi sono infatti limitata a fornire qualche consiglio comportamentale riferito alle complicazioni più comuni: minaccia di aborto, diabete gestazionale, preeclampsia, placenta previa e sindrome di HELLP.

Nella speranza di esserti d'aiuto in un momento tanto critico e delicato, ti auguro una buona lettura e una buona fortuna.

1 – Minaccia di aborto

Definizione: La minaccia di aborto è la condizione somatica che lascia presagire elevate possibilità di aborto spontaneo. Da un punto di vista fisiologico, fanno la loro comparsa perdite vaginali ematiche e crampi localizzati all'altezza dell'addome. In molti casi, il battito cardiaco del feto è ancora rilevabile previa ecografia e analisi Doppler.

Frequenza: In media, le ricerche a noi contemporanee hanno rilevato che una donna su quattro è soggetta a perdite ematiche nel primo trimestre di gestazione.

Sintomi: Due i sintomi a cui prestare particolare attenzione. Il primo concerne il sanguinamento vaginale con cervice chiusa; il secondo la comparsa di crampi addominali molto intensi. Ambo i segnali di minaccia di aborto dovrebbero manifestarsi entro le prime venti settimane.

Informazioni generali: Per quanto sia difficile da accettare, ricorda che circa la metà delle donne a cui è stata diagnosticata la possibilità di un aborto porta a termine la propria gravidanza senza ulteriori complicazioni e senza la perdita del proprio figlio. Il ginecologo da cui hai prenotato la visita valuterà la natura delle perdite e la condizione della cervice (aperta o chiusa?). Molto probabilmente concluderà l'analisi con un'ecografia al fine di verificare che il cuoricino del feto batte ancora. In alcuni casi ti prescriverà l'assunzione di **progesterone** per stabilizzare la tua esperienza di maternità. Purtroppo, nel caso in cui l'eco dimostrasse che la cervice è aperta e il battito cardiaco non più rilevabile, allora l'aborto fetale è inevitabile.

2 – Diabete gestazionale

Definizione: Il diabete gestazionale – anche noto come Diabete Mellito Gestazionale *(Gestational Diabetes Mellitus, GDM)* - si manifesta sotto forma di una forte intolleranza agli zuccheri nei nove mesi di gestazione. Proprio come nelle altre forme di diabete, l'organismo umano non è in grado di trasformare in energia il glucosio integrato con la dieta, il quale resta in circolo nel sangue aumentando i livelli di glicemia.

Frequenza: Secondo studi di recente pubblicazione, il diabete gestazionale colpisce in media una donna su nove, manifestandosi dunque nel 7-9% delle future mamme in dolce attesa.

Sintomi: Tra i segnali di una possibile complicazione troviamo sete eccessiva, stanchezza cronica, presenza di glucosio nelle urine dopo le analisi di routine trimestrali e una tendenza a urinare molto frequente. In alcuni casi, le donne colpite denunciano una perdita di peso nonostante l'incremento della fame.

Informazioni generali: Il diabete gestazionale ha il *"vantaggio"* di essere facilmente diagnosticabile, prevenibile e curabile alla sua comparsa. Tuttavia, i rischi per la salute del feto restano concreti. Da un lato, infatti, il bebè potrebbe essere colpito da *macrosomia fetale* – ovvero un ingrandimento anomalo provocato dall'assunzione esagerata di glucosio e dall'accumulo di adipe in eccesso – e, dall'altro, incappare in difficoltà alla nascita proprio in virtù delle sue dimensioni. Non meno rischiosa è *l'ipoglicemia neonatale*. Quest'ultima provoca un aumento dell'insulina nel sangue del bimbo, responsabile di un crollo della glicemia. Dopo il parto, il personale di sala misurerà la glicemia dell'ultimo arrivato e, in caso di anomalie, favorirà l'apporto di zuccheri sia in maniera naturale (con il colostro materno) sia in maniera artificiale. Tuttavia, la *glucosata* (per bocca o endovena) viene impiegata soltanto nei casi più gravi.

3 – Preeclampsia

Definizione: Anche nota col nome di **gestosi**, la preeclampsia è una patologia a rapido peggioramento e di natura complessa. Con questo termine faccio riferimento a una condizione somatica che coinvolge sia la mamma sia il bambino. La diagnosi viene solitamente effettuata dopo la comparsa di ipertensione intorno alla 20a settimana. In molti casi, vengono rinvenute proteine nelle urine e altri sintomi secondari.

Frequenza: La preeclampsia viene diagnosticata a circa 1 donna su 8-10. Tra le pazienti maggiormente colpite, le donne con più di quarant'anni o un eventuale passato di ipertensione, diabete e diabete gestazionale presentatosi in altre gravidanze.

Sintomi: Tra i sintomi di disordini ipertensivi, cito in questa sede le variazioni della pressione arteriosa, mal di testa e stati confusionali (annebbiamento mentale), comparsa di edemi sul viso, gli arti superiori e inferiori, nonché un gonfiore generalizzato alle estremità corporee. Anche un aumento repentino del peso corporeo dovrebbe far scattare l'allarme. Nel caso in cui la neo-mamma fosse colpita da disturbi visivi improvvisi e da dolore all'altezza dell'addome, sarà bene prenotare una visita dal proprio ginecologo o rivolgersi direttamente al Pronto Soccorso per le analisi di routine. Dal momento che la preeclampsia si manifesta in gradi e modi diversi, è consigliabile (in presenza di un rischio concreto) monitorare la pressione almeno una volta a settimana.

Informazioni generali: Lo studio riguardante le cause della preeclampsia ha permesso di scoprire che i disturbi in questione sono associati alla cattiva formazione della placenta. Quest'ultima spinge l'organismo materno a rifiutare la gravidanza, mettendo a rischio la vita del bebè. La terapia si basa su alcuni farmaci – come l'alfa metil dopa, l'atenolo, la nifedipina e l'idralazina – che hanno l'obiettivo di mantenere la pressione al di sotto dei valori critici. Il dosaggio verrà stabilito dal medico curante in accordo all'anamnesi della paziente. Infine, ci tengo a ricordarti che la preeclampsia non si risolve automaticamente a conclusione del parto. Indipendentemente dal parto naturale o cesareo al quale ti sottoporrai, continua a monitorare il tuo stato di salute e scegli una cura che sia basata, di volta in volta, sulle tue esigenze.

Il consiglio degli esperti è di programmare un controllo di routine almeno tre mesi dopo la data del parto.

4 – Placenta previa

Definizione: La placenta previa è una condizione gestazionale in cui la placenta ricopre parzialmente o totalmente le cervice. Sebbene l'inizio della gravidanza sia spesso accompagnato da una posizione *"abbassata"* della placenta, quest'ultima dovrebbe risollevarsi naturalmente col passare delle settimane al fine di provvedere alla salute e all'alimentazione del piccolo, allontanandosi dalla cervice. Il rischio della placenta previa è quello di ostacolare fisicamente il passaggio del bebè durante il parto, scatenando un'emorragia interna (nei casi più gravi).

Frequenza: La preeclampsia si manifesta in circa una donna su duecento. Le future mamme maggiormente a rischio sono quelle con età superiore ai trent'anni e inferiore ai venti. In aggiunta, sarà bene prestare attenzione alle future madri che hanno già partorito con il cesareo o hanno subito un raschiamento della cavità uterina in seguito a un aborto. Il rischio di placenta previa aumenta considerevolmente se si è fumatrici o si è in attesa di due gemellini.

Sintomi: Nel 90% dei casi la placenta previa viene diagnosticata dopo l'ecografia di routine (nel secondo trimestre) e non per i sintomi che comporta. L'unico segnale di una potenziale dislocazione della placenta sulla cervice consiste in un'emorragia di colore rosso intenso non accompagnata da sensazioni dolorose.

Informazioni generali: Nel caso in cui la placenta previa sia parziale, il ginecologo potrà consigliarti di attendere fino alla fine del terzo trimestre - periodo in cui l'anomalia si risolve quasi del tutto autonomamente. Anche qualora ti venisse diagnosticata *pre-parto* (in mancanza di emorragie), non dovrai seguire nessuna terapia e potrai goderti le ultime settimane del tuo viaggio gestazionale senza grosse accortezze. Tuttavia, il consiglio è di rivolgerti al Pronto Soccorso più vicino a te nell'eventualità di un parto prematuro. Molto più spesso, i cambiamenti per la donna affetta da placenta previa concernono il suo stile di vita; il medico potrebbe chiederti di evitare rapporti sessuali, attività fisiche particolarmente intense sforzi e/o movimenti bruschi, tenendoti sempre sotto stretta osservazione. La diagnosi è importantissima perché permette di preservare la salute della mamma e del bambino, concludendo l'esperienza della maternità con un normalissimo parto cesareo.

5 – La sindrome HELLP

Definizione: Proprio come la preeclampsia, anche la sindrome HELLP appartiene alla categoria delle complicazioni complesse della gravidanza. La patologia è collegata alla pressione ematica e deve il suo nome dal termine inglese *Hemolysis* – ovvero la distruzione repentina dei globuli rossi nel sangue della futura genitrice. L'acronimo viene completato da *Elevater Liver Enzymes* – relativi alla ridotta funzionalità del fegato, incapace di depurare l'organismo dalle scorie - e *Low Platelets count*. Quest'ultima si riferisce a un numero di piastrine decrescenti, responsabili di una bassa coagulazione.

Frequenza: La sindrome di HELLP rientra nella categoria delle patologie rare e colpisce lo 0,2-0,6 delle donne in dolce attesa. Sono più a rischio le future madri che hanno già contratto la sindrome summenzionata in una precedente gravidanza o sono state colpite in passato da preeclampsia.

Sintomi: I segnali della sindrome di HELLPS sono molto generici e spaziano da una sensazione di malessere generale alla comparsa di nausea, vomito e forti mal di testa. La neo-mamma potrebbe provare un dolore nella zona alta del petto o dell'addome (solitamente a destra). Da un punto di vista ematico, l'esame evidenzierà una decrescita delle piastrine e un aumento non giustificato degli enzimi epatici (responsabili della disgregazione dei globuli rossi). Dal momento che la funzionalità organica della donna e del bebè peggiora rapidamente, la prevenzione e la diagnosi tempestiva sono fondamentali.

Informazioni generali: In caso di accertata sindrome di HELLP, l'unico strumento medico a nostra disposizione consiste nella *nascita prematura* del bimbo che porti in grembo. Di conseguenza, mettiti in contatto col tuo medico di fiducia e cerca una clinica che disponga delle strumentazioni necessarie per vivere un'esperienza il più possibile serena. È possibile che ti vengano anche somministrati steroidi per ristabilire l'equilibrio ematico e velocizzare la maturazione polmonare. Il magnesio solfato ti permetterà di prevenire eventuali convulsioni. Anche la terapia preventiva della preeclampsia può essere un sostegno d'inestimabile valore per le future madri che hanno già sviluppato la sindrome di HELLP in precedenti gestazioni.

L'importanza di dare voce al proprio dolore dopo un aborto involontario

Dati alla mano, un'attesa su quattro viene interrotta involontariamente. Quando le parole del medico *«non c'è battito, la gravidanza termina qui»* annunciano la terribile notizia, ogni donna vede infrangersi davanti a sé il sogno di una vita: *quello di una gestazione felice, a lieto fine.* Dopotutto, la speranza di diventare madri e padri coinvolge ognuno di noi su più livelli: non soltanto quello sociale, ma anche quello emotivo e fisico. Non sorprende che la cattiva notizia suoni come una condanna. La perdita prematura di un figlio non dato alla luce impedisce alla coppia di allargare la famiglia, di stringere il bimbo tra le braccia e di raggiungere la simbiosi tanto agognata. Inutile ribadirlo: non è un argomento di cui nessuno, neppure i medici e il personale sanitario, parla volentieri. Eppure, l'aborto involontario necessita della *tua*, della *nostra* attenzione; il 15-25% delle donne in dolce attesa perde il bimbo nei primi tre mesi di gestazione. Il feto lascia un vuoto incolmabile e mille dubbi irrisolti, molto spesso percepiti come sensi di colpa e promesse non mantenute.

«Se solo fossi stata più attenta...»

«Magari se avessi seguito il consiglio della mia amica in merito a...»

«Forse non sarei stata una buona madre. Questa perdita ne è la dimostrazione diretta»

Quelli summenzionati sono soltanto alcuni dei rimproveri che frullano nella testa di una donna alle prese con il trauma dell'aborto involontario. Il dolore di una perdita tanto evidente non deve essere né banalizzato né minimizzato. Non è ripetendo che *«basta riprovarci un'altra volta»* che la diretta interessata riuscirà a elaborare emotivamente il lutto, il vuoto sia fisico che mentale lasciato dalla scomparsa prematura del bebè. E per quanto sia "comodo" ripetere le classiche frasi di consolazione – in stile: *«fortuna che eri incinta di poche settimane»*, *«ne avrai altri»* o ancora *«sono cose che capitano»* - la verità è che quest'atteggiamento non fa altro che isolare ancor di più la donna interessata. Si ha l'impressione di non essere compresi e, soprattutto, di non poter condividere la propria sofferenza con gli altri.

Se ti trovi in una situazione di profondo sconvolgimento emotivo, il mio consiglio è di *"tirare fuori"* le emozioni negative che ti impediscono di affrontare la giornata con speranza e voglia di (ri)metterti in gioco. La rabbia, la frustrazione, la paura, la sofferenza e la disperazione sono reazioni del tutto normali, oserei dire fisiologiche. Condividi il dolore col tuo partner e con le persone che reputi capaci di fornirti vicinanza, affetto ed empatia. Hai tutto il diritto di tenerti lontana dalle "chia*cchiere da bar*" che contribuiscono ad acuire la sofferenza che provi.

Prima di fornirti alcune informazioni mediche, mi permetterai di scrivere un'ultima riflessione. È molto comune che, giorno dopo giorno, tu sia in grado di trovare nuove energie per riprendere in mano la tua routine quotidiana. Ma ciò che ti impedirà di sorridere nuovamente alla vita sarà il timore – o per meglio dire, il senso di colpa – derivante dal rimorso di **dimenticare** il bimbo che non hai dato alla luce. Ecco, allora, che il cervello umano ti tenderà un tranello: *se non ho il diritto di dimenticare,* *allora è meglio continuare a soffrire* - penserai. *Mia cara*, non ti conosco, ma ti scrivo con la stessa intensità con la quale ti parlerebbe la tua migliore amica o la persona più affezionata a te: <u>dimenticare è impossibile</u>. Potrai metabolizzare, familiarizzare con l'idea dell'aborto, dare alla luce un altro figlio e completare così la tua famiglia, ma non potrai mai rimuovere il segno intangibile di un bambino perso. Lo custodirai intimamente nelle profondità del tuo cuore. E anche a distanza di vent'anni o di trent'anni, lui sarà sempre lì, con il suo battito cardiaco irregolare e con le manine pronte ad aggrapparsi a te. E sai cosa? Ho scoperto questa verità con la V maiuscola intervistando tantissime donne e madri che hanno contribuito alla scrittura del libro che stringi tra le mani. Ricordo che una di loro, alla mia domanda *«quanti figli hai?»*, ha distolto lo sguardo per qualche secondo e mi ha risposto con voce spezzata dall'emozione: *«Ne ho due, ma il mio terzo bimbo è ancora qui con me e sarà sempre parte della mia famiglia»*.

Mi auguro che tu possa ritrovare la serenità per guardare al futuro con coraggio.

La prima settimana dopo il parto

Tutti i consigli per affrontare il puerperio e il ritorno a casa

Congratulazioni! È giunto il momento di tornare a casa in compagnia dell'ultimo arrivato in famiglia. I nove mesi di gestazione e le faticosissime ore in sala parto sono ormai un lontano ricordo. Davanti a te si apre una prospettiva nuova e stimolante: quella dell'allattamento al seno e della preparazione domestica. Ma non prima di aver schiacciato un pisolino in compagnia del bimbo e della tua dolce metà! Tuttavia, l'esperienza *post-partum* non riguarda soltanto la venuta al mondo del tuo meraviglioso bebè, ma anche la comparsa di alcuni sintomi secondari che sarà importante monitorare *step by step*. Le preoccupazioni di una neo-mamma sono potenzialmente infinite, così come i dubbi che impediscono di ritrovare l'equilibrio corpo-mente da tempo desiderato: perché si suda così tanto? Perché si sentono leggerissime contrazioni uterine se il parto è concluso? Come e quando sedersi di nuovo? Come allattare il piccolo senza provare dolore al seno?

Di seguito ho stilato una lista dei sintomi fisici che potresti provare dopo il ritorno a casa (indipendentemente dal fatto che il parto sia stato vaginale, cesareo, facile o complesso):

- Perdite ematiche vaginali molto simili a mestruazioni, ma più intense e rapide. Fai in modo di avere una scorta di assorbenti esterni da notte.

- Crampi addominali – meglio conosciuti come *"morsi uterini post-partum"* – che fanno la loro comparsa in occasione di contrazioni uterine (durante l'allattamento, ad esempio).

- Stanchezza e nebbia mentale.

- Leggerissimi disturbi nella zona perianale sottoposta al taglio cesareo.

- Intorpidimento e fastidi localizzati nella zona genitale, anche in caso di parto vaginale.

- Incapacità e fastidio intenso quando ti siedi o cammini.

- Problemi a urinare per circa un paio di giorni.

- Stitichezza ed emorroidi.

- Vampate di calore.

- In alcuni casi, potresti notare che i tuoi occhi sono iniettati di sangue. Le spinte possono inoltre causare macchie bluastre sul viso e altrove.

- Gonfiore che coinvolge le estremità del corpo.

- Fastidio e dolore delle mammelle dopo circa tre o quattro giorni dal parto.

- Capezzoli sensibili e doloranti.

- Smagliature somatiche, le stesse che avrai già notato durante i nove mesi di gestazione.

Sul piano emotivo ricompaiono le montagne russe del primo trimestre: l'euforia del parto si combina a una forma di depressione *"da separazione"* che rischia di protrarsi di settimana in settimana. In aggiunta, potresti sentirti schiacciata sotto il peso delle sfide genitoriali che sei chiamata ad affrontare. Non farti prendere dal panico e sforzati d'integrare alla routine giornaliera almeno una sessione di meditazione (di almeno 15 minuti) per focalizzarti sul respiro e sgomberare la mente. La frustrazione di non riuscire ad allattare come vorresti e il nervosismo tipico di chi si trova dinanzi a una novità renderanno il ritorno a casa un tantino stressante.

Non curarti troppo del tuo aspetto e cerca di indossare abiti morbidi e molto larghi; se al mattino ti svegli un po' acciaccata – magari con la netta sensazione di essere salita su un ring per disputare un incontro di boxe – cerca di rilassarti e di prenderti cura di te stessa. Dopotutto, mettere al mondo un bebè significa sforzare l'organismo in maniera intensa e prolungata. Non sorprende che il tuo aspetto non sia dei migliori. Molte neo-mamme denunciano dolori al petto (a tal proposito, bagni e impacchi caldi possono aiutare), lividi sulle guance e piccole macchioline bluastre sul collo. Chiedi alla tua dolce metà di farti una massaggio nelle zone più indolenziti e imponiti di stare a letto il più a lungo possibile.

Tra i principali disturbi a cui andrai incontro:

- **Lochiazioni**. Le perdite ematiche iniziano immediatamente dopo il parto fino a circa 4-6 settimane dalla data della dimissione ospedaliera. Il loro nome deriva dai *"lochi"*, i residui della placenta e della cute infantile. Il sanguinamento è del tutto fisiologico se si pensa al trauma provocato dal distacco della placenta e dalla sua espulsione. L'utero ha bisogno di tempo per tornare alle sue dimensioni normali. Giorno dopo giorno, le lochiazioni assumeranno una consistenza densa e cremosa, nonché un colore bianco-giallastro. *Sei in procinto di liberartene definitivamente!*

- **L'area genitale**. Non lasciarti intimorire dalle lesioni e dai disturbi provocati dal parto; il *piano perineale* – cioè la zona compresa tra la vagina e l'ano – necessita di cure specifiche al fine di favorire il corretto risanamento epiteliale. In aggiunta, se hai subito l'episiotomia o hai punti di sutura per le lacerazioni potresti essere inibita dal bruciore intenso che percepisci tutte le volte in cui senti il bisogno di urinare. Il mio consiglio è di servirti: **A)** di saponi diluiti per curare la zona dolorante. Ricorda di asciugare l'area in maniera accurata con un tamponamento (non sfregamento) dell'asciugamano. **B)** Cambia molto spesso l'assorbente usato per le perdite ematiche. È importante conservare la lacerazione/ferita asciutta e disinfettata. Inoltre, **C)** assumi una posizione distesa ed evita di stare a lungo seduta o in piedi. L'ideale sarebbe stendersi su un fianco e allattare il bebè nella posizione che ti è più congeniale (orizzontalmente). Tra i rimedi naturali consigliati dagli esperti non possono mancare gli impacchi di ghiaccio e il *semicupio*. In quest'ultimo caso, immergi nell'acqua fredda i glutei e la zona del perineo.

- **Emorroidi**. Molto comuni durante i nove mesi di gravidanza, potrebbero presentarsi dopo il parto. Il motivo è da rintracciare nello sforzo perianale del travaglio. Quest'ultimo causa l'accrescimento delle vene anali interne ed esterne, le quali si gonfiano e aumentano di volume fino a provocare fastidi, bruciori e sanguinamento rettale. Il consiglio degli esperti è di evitare la posizione seduta per un lungo lasso di tempo al fine di ridurre la pressione sulla zona interessata. In alternativa, impacchi di ghiaccio e bagni tiepidi nella vasca consentono di disinfettare a fondo la zona perianale a seguito della normale evacuazione. Nel caso ti siano stati applicati punti di sutura *post-partum*, concorda col medico-ginecologo quali sono le modalità di cura più efficaci per prevenire sanguinamento e arrossamento.

Da un punto di vista organizzativo, le sfide dei neo-genitori sono soltanto all'inizio. Ricordo come fosse ieri la sensazione di insicurezza che provai dopo aver aperto la porta di casa, *fresca fresca* di deospedalizzazione. In clinica si è infatti circondati da infermieri che cambiano i pannolini al bebè, lo lavano e chiedono alla mamma di allattarlo a determinati orari. Nel momento in cui si torna nel proprio nido d'amore con il piccolo tra le braccia, è del tutto normale provare ansia e spaesamento. *Come comportarsi? Cosa fare?* Nella stragrande maggioranza dei casi sarà il personale ospedaliero a fornirti dépliant informativi contenenti le istruzioni pratiche per prenderti cura del bimbo. Anche nel caso in cui le avessi smarrite o non fossi stata guidata *step by step* durante il ricovero, ricorda di affidarti al buonsenso. Da un lato, infatti, Internet è una risorsa importantissima per trovare consigli pratici – e dico pratici, <u>non medici</u> – relativi alla cura del bebè. In alternativa, scrivi su un *post-it o* sulle note del tuo smartphone tutti i dubbi che subentrano in fase di adattamento e mettiti in contatto con il pediatra o con il ginecologo per un supporto post-natale sicuro e accurato.

Una cosa è certa: trasformarti in un genitore esperto richiede tanto (ma tanto) tempo. Errori e gaffe sono inevitabili, imprevisti e difficoltà all'ordine del giorno, ma ricorda di contare sull'aiuto del tuo partner e della tua famiglia. La buona notizia? *Tuo figlio non è affatto impaziente!* Non se la prenderà sul personale se chiuderai un pannolino al contrario o dimenticherai un po' di borotalco. In compenso, non tarderà a lamentarsi a gran voce quando avrà fame e sete, quando l'acqua del bagnetto sarà troppo calda o se la passeggiata è durata troppo a lungo. Certo, avrai bisogno di

tempo per scoprire la causa della sua acut(issim)a lamentela, ma con un po'
di pratica riconoscerai "*a colpo d'orecchio*" il motivo della sua frustrazione.

*Senti che la tua insicurezza genitoriale ti impedisce di vivere la prima
settimana a cuor leggero?*

Se la risposta è affermativa, tieni in considerazione due aspetti di primaria
importanza: **A)** tutte le mamme e i papà – anche quelli che ammiri e
che guardi da lontano con un pizzico di invidia – sono pieni zeppi di
insicurezze e di domande latenti. Anzi, è proprio il caso di dire che il
mestiere del genitore è basato sul dubbio! Inoltre, **B)** concentrati su ciò che
ti fa star bene. Dopo un'intensa esperienza in sala parto è del tutto normale
sentirsi debilitati e a corto di energie. Ascoltando il tuo corpo e quello del
bimbo che stringi tra le braccia, scoprirai che la comunicazione simbiotica
tra genitore-figlio è molto più istintiva e primordiale di quanto tu possa
soltanto immaginare. Nel giro di qualche mese ti prenderai cura del bebè
a occhi chiusi, senza più mettere in dubbio le tue abilità. Di conseguenza,
affronta le nuove sfide con il sorriso sulle labbra. *Sei una madre con la M
maiuscola e – proprio come tutte le madri – non esiste cosa al mondo che sia
impossibile per te!*

La guida dalla A alla Z per allattare il bebè

È la migliore fonte di nutrimento per il neonato, nonché il simbolo indimenticabile e commovente della maternità: il latte materno è un *must* tanto per la salute del bimbo, quanto per quella della neo-genitrice alle prese con le sfide della prima settimana *post-partum*. L'Organizzazione Mondiale della Sanità e il Ministero della Salute lo ribadiscono: non c'è alimentazione più completa e nutriente per l'ultimo arrivato in famiglia. Ti sei mai chiesto quali siano le caratteristiche peculiari del latte materno? Soffermandoci sulle sue proprietà, scopriamo che è in grado di modificare il proprio *"identikit nutritivo"* sia nel corso della stessa poppata sia nelle varie fasi dell'allattamento al seno. In altri termini, il latte della neo-mamma si trasforma in itinere al fine di soddisfare le aspettative e le esigenze dietetiche del bebè. Non mi stancherò mai di ripetere quanto la Natura sia meravigliosa e sorprendente; l'esperienza della nutrizione al seno veicola dunque un forte legame di simbiosi, di complicità e di completamento. Come il bimbo non può fare a meno del tuo latte, così il tuo organismo ha bisogno di essere stimolato dalle poppate del piccolo. In aggiunta, il latte materno è correlato – esattamente come la placenta espulsa nella terza fase del parto – alla sola fase di gravidanza, travaglio e allattamento. La sostanza nutritiva destinata alla cura e al rafforzamento del bebè si forma lungo i nove mesi di gestazione per via del climax ormonale che circola nel sangue della genitrice. Tuttavia, un aspetto da non sottovalutare è la *tempistica* dell'allattamento. L'avvio della pratica nutritiva dovrebbe cominciare nei primissimi giorni *post-partum* – meglio ancora se a poche ore dal primo respiro del bebè. Il motivo è da rintracciare tanto nell'importanza del contatto *pelle-pelle* che innesca una risposta neuronale e ormonale nell'organismo materno, quanto nel bisogno del piccolo di instaurare un'abitudine alimentare fissa. Da un punto di vista fisiologico, infatti, la produzione di latte materno in pre-parto viene ostacolata da un *fattore PIF* (inibitore, per l'appunto). Quest'ultimo ha l'obiettivo di assicurare alla neo-mamma una ripresa somatica sana e veloce anche nel caso in cui, per motivi di salute, non possa allattare al seno il proprio figlio.

Durante la fase di secondamento – ovvero dopo l'espulsione della placenta – la prolattina che innesca la produzione di latte materno entra in circolo nell'organismo e attende pazientemente il contatto del capezzolo femminile con le labbra del bebè. Maggiore è la durata della suzione, più elevata è la quantità di latte che soddisfa le richieste del bimbo (o dei bimbi, nel caso di un parto gemellare). In aggiunta, ti interesserà sapere che il latte materno prodotto nelle fasi immediatamente successive al travaglio prende il nome di **colostro**. Quest'ultima è una sostanza gialla e viscosa, nonché leggermente appiccicosa al tatto, ricca di anticorpi, minerali e proteine destinate all'ultimo arrivato in famiglia. L'allattamento *post-partum* riveste dunque un significato non soltanto simbolico ed emotivo, ma anche corporeo e alimentare; la sostanza in questione favorisce il corretto equilibrio del sistema immunitario infantile e arricchisce il microbiota intestinale del bebè al fine di tenere lontani gli agenti patogeni esterni. Come se non bastasse, il colostro ha un effetto lassativo. Ecco svelato il motivo perché le prime popò del bambino hanno una consistenza semi-liquida. *Armati di pannolini (e di tanta pazienza) per pulire e cambiare il piccolino!*

Con il passare dei giorni – approssimativamente tra il terzo e il quarto giorno *post-partum* – il latte materno subisce un cambiamento ulteriore: si arricchisce di grassi (buoni) e perde la componente proteica dominante nel colostro. Questa nuova forma di nutrimento infantile si adatta alle esigenze di tuo figlio ed è correlata ai livelli di prolattina in circolo. La sostanza in questione prende il nome di *latte maturo* e raggiunge la propria composizione semi-definitiva in circa due settimane dal momento del parto.

Sull'allattamento infantile circolano tante, tantissime false informazioni. La colpa non è soltanto dei social-network, ma anche e soprattutto delle vecchie tradizioni popolari radicate tanto in profondità nella nostra cultura da essere considerate una nuova forma di... *scienza "per sentito dire"*! Come ribadito nei capitoli precedenti, la consapevolezza e la preparazione della neo-mamma giocano un ruolo-chiave nel raggiungimento della serenità e del benessere familiare. Per questo motivo, qui di seguito trovi una lista di domande (e risposte) alle possibili preoccupazioni che ti frullano per la testa sul tema dell'allattamento al seno. L'argomento è vasto ed è probabile che le tue esigenze si discostino da quelle *"generiche"* che ho selezionato durante la scrittura del mio elenco. Ti consiglio dunque di metterti in contatto col pediatra o col ginecologo di fiducia nel caso in cui l'inesperienza, i disturbi fisici e le esigenze del bimbo differissero dallo *"standard"*.

Non perdiamoci in chiacchiere!

- **«E se non dovessi avere latte?** *Non ho avuto perdite di colostro in gravidanza e temo di non poter allattare il bebè...»* - potresti chiederti prima del parto. La domanda è un grande *"classico"* perché si accompagna a sensi di colpa, insicurezza e timore di non essere una madre sufficientemente buona – per citare le parole dello psicoanalista infantile D. Winnicott. In realtà, la produzione di colostro è una risposta biologica del tuo organismo, non un evento accidentale e fortuito. Per partire col piede più giusto e vivere l'esperienza di allattamento in maniera positiva, smetti di usare il *condizionale* ed elimina dal tuo vocabolario la parola *chissà*.

Fidandoti del tuo corpo, scoprirai di avere tutto il latte necessario per sostenere tuo figlio nelle prime, delicatissime fasi della crescita!

- *L'allattamento è una questione di* **tempistica**. L'Organizzazione Mondiale della Sanità e il Ministero della Salute sono concordi nell'affermare che il latte materno debba essere l'alimento *esclusivo* del bambino per almeno 6 mesi di vita. Nel caso in cui fosse possibile, quest'ultimo potrebbe trasformarsi in nutrimento complementare fino ai 2 anni di età – periodo in cui si passerà allo svezzamento vero e proprio. Proprio per questo motivo, è importantissimo abituare il bebè alla poppata. Arrivata in ospedale, ti consiglio di esprimere al personale di sala il tuo desiderio di allattare fin da subito. Il bimbo è infatti in grado di trovare in autonomia il capezzolo della madre per succhiare le prime gocce di colostro. *Non c'è niente di meglio del cominciare quest'avventura col piede giusto.*

- *Attenzione, però: l'allattamento non è una questione di* **orari fissi**. Non hai idea di quante siano le neo-genitrici alle prese con l'ansia dell'orologio! Ebbene, devi sapere che l'allattamento al seno non ha orari prestabiliti. Proprio per questo motivo, è molto importante che mamma e figlio siano (sempre) insieme. Soltanto così riuscirai a capire quando i lamenti del bebè sono un segnale di fame. Di conseguenza, presta molta attenzione alle informazioni che seguono: la suddivisione della <u>dieta infantile in cinque pasti</u> ha validità solo nel caso in cui tu preferisca affidarti al biberon. In alternativa, tieni in considerazione che le poppate sono scandite dalle richieste del bimbo e potrebbero ripetersi per più di dieci volte nell'arco di una sola giornata. Soltanto così sarai in grado di produrre prolattina e, di conseguenza, nuovo *latte maturo* da destinare al neonato.

- ***No a ciucci e biberon nelle prime settimane***. Gli appassionati di produttività e crescita personale amano ripetere che le buone abitudini diventano parte della *"routine"* dopo 21 giorni di ripetizione costante. *Beh, hanno ragione da vendere!* Per quanto possa sembrarti strano, la produzione di colostro o di latte maturo si basa su un equilibrio di domanda-offerta: maggiore è la richiesta di suzione del bebè, più alti sono i livelli di prolattina nel sangue (con conseguente aumento del nutrimento infantile). Di conseguenza, tieniti alla larga dai biberon e dai ciucci nei primi giorni *post-partum* – almeno che l'integrazione alimentare non abbia una valida ragione medica. Il *"capezzolo di gomma"* di un biberon richiede infatti un minore sforzo di suzione rispetto a quello di carne delle mammelle femminili. Un bimbo che trova soddisfazione nel primo manifesta maggiori resistenze quando deve nutrirsi al seno. Minori saranno i momenti destinati all'allattamento, minore sarà anche il quantitativo di latte prodotto. Tale fenomeno genera un pericoloso circolo vizioso da cui ti consiglio personalmente di tenerti alla larga. Con un po' di pazienza riuscirai a trovare la posizione e il ritmo di nutrizione più adatto *a te, a voi*. Non farti tentare dal biberon e controlla che gli infermieri in sala parto facciano lo stesso, <u>se non espressamente necessario</u>.

- ***Liberati dal "peso" della doppia pesata***. Quando mi approcciai all'allattamento per la prima volta, ricordo che un'anziana collega di lavoro mi consigliò di pesare il bimbo *prima* e *dopo* la poppata. Allo stesso modo, le ricerche condotte sul tema della genitorialità *post-partum* hanno potuto stabilire che la pratica in questione non apporta alcun beneficio - semmai soltanto una valanga di apprensione e ansie ingiustificate. Il motivo è da rintracciare nella composizione mutevole del latte materno, il quale – come anticipato – modifica il proprio apporto nutritivo a seconda delle esigenze del piccolo. Insomma, un bebè potrebbe preferire pochissimi millilitri di latte materno super-proteico preoccupando così la neo-mamma alle prese con la *pratica della bilancia*. Per monitorare l'aumento di peso di tuo figlio è sufficiente pesarlo una volta a settimana, possibilmente al mattino. Annota i valori su un taccuino e comunicali al pediatra in occasione della visita bisettimanale/mensile.

- **_L'allenamento fisico in fase di allattamento, sì o no?_** È il motto della scienza: lo sport fa bene alla salute. Ma cosa accade quando il corpo della neo-genitrice è attivamente coinvolto nel processo di allattamento al seno? Se ti senti in salute dopo il parto e sei potenzialmente in grado di riprendere l'attività fisica in maniera graduale, puoi cominciare ad allenarti 2-3 volte a settimana, intervallando le sessioni di training a giorni di riposo. Di contro, in caso di parto cesareo sarà bene fermarsi per almeno 4 settimane al fine di ristabilire il corpo e chiudere definitivamente la ferita operatoria. Il consiglio degli esperti è di riattivarti con un'attività dolce e moderata: 15 minuti di passeggiata all'aria aperta sono più che sufficienti per svegliare il corpo e riconquistare il buonumore dopo settimane di ansia e di incertezze. Tra le attività che ti consiglio di testare, non posso che citare lo yoga, la meditazione, l'acquagym e il nuoto libero. Cerca di frequentarle con cadenza bisettimanale. Il vantaggio è duplice: da un lato ti prenderai cura della tua forma fisica e, dall'altro, uscirai dal contesto familiare per incontrare nuove persone e aprirti a nuovi orizzonti. La genitorialità non è infatti sinonimo di rinuncia e di reclusione tra le quattro mura domestiche; respira, esci all'aria aperta e metti al primo posto la tua salute psicofisica. Tuttavia, non esagerare e non farti prendere dal panico nel caso in cui ti sentissi sottotono. Ricorda che l'allattamento naturale è il corrispettivo di un'attività fisica che brucia <u>circa 500 calorie al dì.</u>

Sei in difficoltà? Tra crescita irregolare, ragadi e produzione di latte anomala potresti sentire il bisogno di una voce professionale (e rincuorante) che sappia fornirti consigli adatti alla tua situazione. Ho una buona notizia per te: nella maggior parte dei casi è sufficiente affidarti ai pochi suggerimenti del ginecologo o del pediatra per uscire dall'impasse a tempo di record. Gli ostacoli iniziali sono del tutto fisiologici, ma ricorda di nutrire fiducia nel tuo corpo: hai tutte le carte in regola per allattare il bimbo nel modo a te più congeniale. Tra le figure più esperte in termini di allattamento infantile ti rimando alle ostetriche dei Consultori di zona, alle mamme che s'incontrano in gruppi di auto-aiuto e ai consulenti IBCLC. L'acronimo sta per *International Board Certified Lactation Consultant*, in italiano *Consulente Professionale in Allattamento Materno*.

Il bimbo finalmente è qui!

Impara a prenderti cura di tuo figlio

L'igiene, la sicurezza e la felicità del bambino sono temi che stanno molto a cuore ai genitori alle prime armi. Tuttavia, non è raro sentirsi smarriti tra i tanti, tantissimi prodotti destinati alla cura dei propri figli. Quali sono i criteri di scelta? Come vestire il neonato a seconda delle stagioni? Come e quando fare il bagnetto? Per rispondere a queste domande, ho scritto un capitolo un po' diverso dal solito: *un insieme di consigli di prima e seconda mano rivolti alle mamme e ai papà alle prese con le prime difficoltà della crescita.* Mi auguro siano un ottimo punto di partenza da cui proseguire lungo quel percorso di crescita e di apprendimento costante che prende il nome di *genitorialità.*

Buona lettura!

Il bagnetto del neonato

Non è soltanto una pratica di igiene infantile, ma anche un momento di condivisione e di relazione genitore-figlio: il bagnetto del neonato non necessita né di regole né di rigidi precetti. Ognuno è libero di organizzarlo come desidera, ma seguendo piccoli accorgimenti. Dopo aver acquistato una delle tante vaschette per il bagnetto del bebè – in commercio ne esistono a migliaia – riempila d'acqua tiepida (37 gradi) e aumenta la temperatura ambientale a 25 gradi soprattutto nel corso delle giornate invernali, quando lo sbalzo termico potrebbe risultare molto spiacevole. Personalmente ti suggerisco di versare prima l'acqua fredda e poi quella calda al fine di regolarti *in itinere*, evitando ustioni. Opta poi per prodotti per l'igiene dei neonati privi di sostanze allergizzanti e profumi molto aggressivi. Se non sai da dove cominciare, affidati a un bagnoschiuma con pH fisiologico; anche i capelli del bebè verranno lavati col bagnoschiuma. Durante i primi giorni di rientro a casa, meglio evitare shampoo dalla composizione chimica. Durante il bagnetto, tuo figlio può assumere una posizione seduta o semi-sdraiata. La testa poggia sul braccio del genitore, il quale comincia a massaggiare delicatamente il corpo, il viso e i genitali. In quest'ultimo caso ricorda di lavare prima la zona anteriore e poi quella posteriore (il sederino) affinchè eventuali feci non rischino di infettare le vie urinarie. E ricorda: il bagnetto dopo la pappa non comporta alcun pericolo. Sbizzarrisciti tra le bolle con l'ultimo arrivato in famiglia e asciugalo con un morbido telo di spugna prima di riportarlo nella culla, *pulito e profumato.*

Vaccinazioni infantili

A discapito della pericolosa ideologia secondo cui le vaccinazioni obbligatorie influirebbero negativamente sulla condizione di salute del bimbo, i vaccini sono semplici, utili ed estremamente efficaci. Le controindicazioni sono infatti sempre suddivisibili in due categorie: **temporanee e permanenti**. Nel primo caso, la somministrazione del farmaco verrà rimandata a data da destinarsi, nel secondo non verrà eseguita. Tra gli esempi di controindicazione permanente rientrano tutte le reazioni allergiche gravi derivanti da sostanze che vengono rigettate dall'organismo ricevente in modo comprovato. Nel caso in cui, invece, il bimbo seguisse una terapia farmacologica potenzialmente in contrasto con i principi vaccinali, l'inoculazione verrà semplicemente posticipata. Perché se è vero che le precauzioni sono importantissime, non dobbiamo dimenticare che i vaccini sono il jolly di cui servirci per mettere al sicuro i nostri figli nel lungo periodo. Il colloquio approfondito con un medico ti permetterà sia di trovare risposta ai dubbi che ti frullano per la testa sia di valutare l'anamnesi (storia e quadro clinico) del neonato.

I vaccini per i neonati sono in totale sei, ai quali si sommano quelli non obbligatori:

1. Vaccino anti-tetano

2. Vaccino anti-difterite

3. Vaccino anti-epatite B

4. Vaccino anti-poliomielite

5. Vaccino anti-pertosse

6. Vaccino anti-*Haemophilus Influenzae* di tipo B

7. Vaccino anti-meningococco di tipo B (non obbligatorio)

8. Vaccino anti-rotavirus (non obbligatorio)

9. Vaccino anti-pneumococco coniugato (non obbligatorio)

I vaccini per il tetano, la pertosse, la poliomielite, l'influenza e l'epatite sono inoltre raggruppati in un unico composto che prende il nome di **vaccino esavalente**. Da un punto di vista pratico, dunque, il bebè dovrà essere sottoposto soltanto a quattro inoculazioni. La somministrazione del vaccino esavalente obbligatorio è a propria volta scomposta in tre dosi che verranno iniettate sulla coscia.

Il **calendario** per la vaccinazione obbligatoria è così ripartito:

- La prima dose di vaccino esavalente al 61° giorno di vita (due mesi e un giorno)

- La seconda dose al 121° giorno di vita (4 mesi e un giorno)

- La terza al 12° mese di vita

L'abbigliamento del neonato tra sicurezza e comodità

Il guardaroba dell'ultimo arrivato in famiglia non ha soltanto una valenza estetica, ma anche *fisiologica*. Se il bambino è sempre iper-coperto da tutine, cappellini, doppi o tripli strati di vestiti, non avrà modo di allenare i meccanismi cerebrali responsabili della termoregolazione dell'organismo, diventando facile preda degli agenti patogeni esterni. Se il tuo spazio domestico è troppo caldo, inoltre, si corre il rischio di "*prosciugare le mucose*" che proteggono le vie respiratorie. Queste ultime presentano le primissime barriere immunitarie, i cosiddetti "*anticorpi di superficie*". In altri termini, un ambiente eccessivamente coperto diminuisce la reattività organica del bebè e ne mette a rischio la salute. I pediatri sono concordi nell'affermare che la temperatura ambientale in inverno (all'interno) non dovrebbe mai superare i 17-18°. L'umidità ideale è almeno del 50-60%. Puoi regolarti nel modo seguente: apri le finestre al mattino per arieggiare e purificare la casa, e tieni il riscaldamento acceso per un paio d'ore al giorno. In aggiunta, prediligi capi in cotone a contatto con la pelle del bimbo per evitare di stimolare eccessivamente le ghiandole sudoripare. I maglioncini di lana sono un *must* per le passeggiate all'aria aperta (come indumento esterno), ma non dovrebbero <u>mai</u> essere il capo *basic* della giornata. Anche le calzine e gli accessori saranno in cotone, evitando così la lana di bassa qualità che rischia di attivare soltanto una risposta irritativa sulla cute del bebè.

Capitolo Bonus #4 – Crescere un figlio da sola

Come affrontare una quotidianità spesso difficile e incerta

ono quasi 1 milione le madri single in Italia. Indipendentemente dalle motivazioni, crescere un figlio da sole significa fronteggiare impegni difficili e gravosi, soprattutto nei primi giorni *post-partum*. In aggiunta, le difficoltà organizzative si sommano a quelle economiche. Prendersi cura di un bebè avendo a disposizione un solo salario significa soddisfare i bisogni educativi e sanitari dell'ultimo arrivato in famiglia con un occhio di riguardo al portafoglio. Non dimenticare, tuttavia, che le **agevolazioni statali** possono venirti in aiuto e supportarti in caso di contrattempi imprevisti. Rivolgiti al tuo commercialista o al tuo CAF di fiducia per scoprire quali sono le clausole applicative relative all'assegno INPS, a quello di maternità, al bonus nucleo familiare e al bonus bebè destinato a tutte le lavoratrici (dipendenti e libere professioniste) che hanno versato almeno tre mesi di contributi statali tra i 18 e i 9 mesi precedenti alla data del parto.

In aggiunta alle misure di sostegno messe a disposizione dallo Stato, un ulteriore aspetto da considerare riguarda la cosiddetta sindrome del *"deserto emotivo"*, quella condizione di solitudine e incomunicabilità che rischia di colpire anche le donne più coraggiose e testarde. Dal momento che gli obblighi solitamente condivisi col partner *"ricadono sulle spalle"* della neo-mamma, anche i momenti di crisi e di sconforto tendono ad aumentare considerevolmente. Il sovraccarico psicologico e fisico è tra le principali cause di *burnout*, di esaurimento. La mancanza di tempo libero da dedicare alle relazioni sociali al di fuori delle quattro mura domestiche ingenera un senso di solitudine e di abbandono che, nei casi più gravi, si trasforma in un vero e proprio *trauma della maternità*. Per ritagliarti un po' di spazio per te stessa e per prendere una boccata d'aria fresca puoi ovviamente affidarti al sostegno della tua famiglia – se possibile. Ma a una condizione: che l'indispensabile supporto dei parenti non si trasformi in un tentativo di colmare *"il vuoto"* del partner. Il rischio di passare dal *supporto pratico ed emotivo* all'autorità è (purtroppo) concreto. Ti consiglio quindi di stabilire a priori i limiti oltre cui il parente e/o l'amico non dovrà spingersi. In questo modo riuscirai a trovare un compromesso tra il bisogno di sentirti indipendente e la voglia di crescere il bimbo in accordo ai tuoi principi. E ricorda, non sei mai sola: la lettura di libri sul tema, la partecipazione a forum gestiti da madri single e l'incontro digitale sui social-network potrebbero esserti d'aiuto nei momenti di rabbia, tristezza e sconforto. In alternativa, chiedi aiuto al Consultorio. Accettare le tue debolezze non ti renderà meno madre o meno donna, tutt'altro. *Accogli la negatività e impara a gestirla, un passo alla volta.*

Conclusioni

*M*io caro lettore, *mia cara lettrice*, il nostro viaggio alla scoperta del miracolo della vita è giunto al termine. Mi auguro di averti fornito informazioni *utili, divertenti e rincuoranti*. L'idea che mi ha spinto a scrivere il libro che stringi tra le mani è nata da una conversazione con una cara amica ostetrica. Davanti a un caffè, mi rivelò come i neo-genitori odierni fossero più confusi e smarriti che mai. «Eppure» - concluse, «una mamma e un papà consapevoli hanno strumenti per gestire i contrattempi della gravidanza in modo più sereno». Ma non solo, aggiungerei io: una famiglia in grado di provvedere ai bisogni del bebè ha anche più tempo a disposizione per godersi le gioie della genitorialità. Come se non bastasse, stiamo attraversando un periodo di forti sconvolgimenti. Ecco che l'ansia bussa alla porta e comincia a insinuarsi nelle nostre vite, alimentando i piccoli-grandi dubbi che ci tengono svegli fino a tarda notte. L'apprensione e le preoccupazioni condivise da noi genitori sono del tutto normali – *certo* – ma rischiano anche di renderci più fragili ed esposti. Non mi stancherò mai di ripetere quanto sia importante affrontare i momenti di debolezza con la giusta *preparazione*. Tutte le informazioni raccolte nelle pagine precedenti sono quindi il frutto di collaborazioni con specialisti ed esperti, verificate e rielaborate con linguaggio semplice e comprensibile. Se hai dubbi, ricorda di metterti in contatto con i professionisti della salute che operano sul territorio. Se invece stai attraversando un momento buio e dubiti di poter trovare una via d'uscita, recati presso i Consultori della tua città per reperire il sostegno psicologico (gratuito) di cui hai bisogno per trasformarti in una mamma o in un papà consapevole.

Il mio "parto" editoriale ti è stato utile? Se la risposta è affermativa, ricorda di lasciare un feedback spontaneo su Amazon per farmi conoscere le tue impressioni e di diffondere queste informazioni con altri genitori alla ricerca di consigli e rassicurazioni di prima mano. Credo fortemente nel valore della diffusione e della cooperazione, e mi auguro che le riflessioni summenzionate possano aver acceso anche la tua curiosità e il tuo spirito critico. Dopotutto, il viaggio della genitorialità potrà sembrarti in salita, ma non dimenticare che non esiste niente di più toccante, memorabile e commovente di una famiglia desiderosa di accogliere una nuova vita.

Grazie per avermi tenuto compagnia fino alla fine,

Giada Fiore

Bibliografia

- DE LAURENTIIS Laura, Il grande libro italiano della gravidanza

- HOGG Tracy e BLAU Melinda, Il linguaggio segreto dei neonati

- MACKONOCHIE Alison, La cura del bambino settimana per settimana

- MURKOFF Heidi, Che cosa aspettarsi quando si aspetta

- MURKOFF Heidi, Che cosa aspettarsi il primo anno

- PELLAI Alberto, TAMBORINI Barbara, I papà vengono da Marte, le mamme da Venere. Il manuale per i genitori a uso terrestre

- REGAN Lesley, La tua gravidanza di settimana in settimana: dal concepimento alla nascita

- RICHTER Robert, Il manuale del papà. Tutto quello che si deve sapere su gravidanza, parto e il primo anno di vita a tre

- STEVANI Jolanda, Mamme e poi? Ritrovare sé stesse dopo il parto

- STERN Daniel e STERN-BRUSCHWEILER-STERN Nadia, Nascita di una madre

- VOLTA Alessandro, Mi è nato un papà

- VOLTA Alessandro, Mi è nato un papà

Riguardo Universo Infanzia

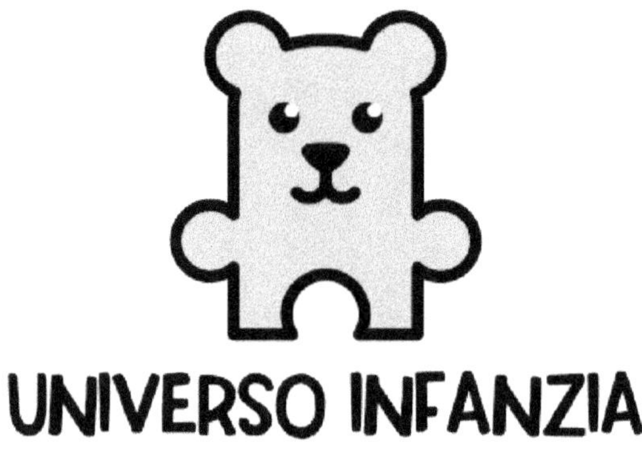

Benvenuti in *Universo Infanzia,* un luogo dove ogni pagina è un incanto nel mondo dell'amore genitoriale e della crescita felice dei nostri piccoli tesori.

Siamo una piccola casa editrice con un cuore grande, composta da un team appassionato di genitori dedicati a offrire un sostegno autentico e ad accompagnarvi attraverso le sfide e le gioie della genitorialità. La nostra missione è trasformare ogni passo di questo straordinario viaggio in un ricordo indelebile.

Con anni di esperienza alle spalle, ci impegniamo a creare risorse educative e ispiratrici che aiutino le nuove mamme e i nuovi papà a superare le sfide della gravidanza, dell'infanzia e della crescita dei vostri bambini. I nostri libri nascono dalla nostra passione per il benessere dei piccoli e dalla determinazione a rendere l'esperienza genitoriale serena e gratificante.

Attraverso un approccio empatico e basato sull'amore, ogni pagina dei nostri libri è intrisa di saggezza, consigli pratici e storie rassicuranti. Desideriamo fornire ad ogni genitore gli strumenti per creare un ambiente amorevole e stimolante, dove i nostri bambini possano crescere felici, sani e colmi di curiosità.

Scegliere *Universo Infanzia* significa abbracciare un'educazione basata sull'amore, dove i sorrisi dei nostri bambini e il calore delle loro manine illuminano il nostro cammino. Grazie per unirvi a noi in questo meraviglioso viaggio di genitorialità. Insieme, possiamo trasformare ogni momento con i nostri piccoli in un ricordo prezioso e significativo.